秋葵水

奇效養生法

改善血流微循環，對抗糖尿病、高血壓、動脈硬化、血脂異常、背痛、膝蓋與關節疼痛、下肢靜脈曲張、暈眩、異位性皮膚炎、腸胃不適的天然飲食療法

市橋研一 著

常常生活文創

前言

我在兵庫縣神戶市開設的診所，每天都有許多腰痛和膝蓋疼痛的患者來訪。

我的專長是骨科。而骨科的治療方式，以電療、注射、復健與手術等較爲常見。

然而，針對這些因疼痛而前來就診的患者，我採取以飲食療法爲主的治療方式。用飲食治療身體疼痛……就骨科醫師而言，或許是極其稀有的存在吧。

在我的診所，我推薦給幾乎所有患者的建議，就是作爲飲食療法王牌的「秋葵水」。對此感到陌生的人應該很多，也或許有些人是對「秋葵水」的書名產生興趣，才拿起這本書吧。

正如大家所想，秋葵水的秋葵，指的就是具有黏稠特性的綠色夏季蔬菜。**秋葵水，就是將秋葵隔夜浸泡在水中後得到的成品。**

根據本院得到的實際成果，顯示飲用秋葵水可以獲得諸多健康益處，達到不必仰賴藥物的狀態。

秋葵水原先的效果就不侷限於治療疼痛。起初，我得知的秋葵水，是能有效治療糖尿病性動脈硬化症的飲食療法。既然秋葵水有益於動脈硬化，便意味著它具有改善血流的作用。若秋葵水眞的能夠改善血流，世界上沒有比這更棒的療法了。

我認爲，腰痛和膝蓋疼痛的原因都在於血流不順。因此2013年起，我將秋葵水導入骨科的治療方式。

結果完全如我所預期，**患者在飲用了秋葵水後，腰痛和膝蓋疼痛都逐漸得到改善。**並且，不僅疼痛緩解，**還伴隨著高血壓、血糖與膽固醇數值的降低，以及**

改善動脈硬化等加乘效果。

在將秋葵水納入治療方式以前，我是一位非常普通的骨科醫師。

手術和復健等骨科採行的治療方式，對於外傷或骨折而言是非常有效的。隨著科學進步，風濕症和骨質疏鬆症的治療方式，也進化至令人瞠目結舌的程度。

然而，「腰痛有七到八成的原因不明」、「膝關節軟骨磨損只能替換人工關節」等思考方式仍是主流。對於這類慢性疼痛，「骨科的知識根本無能爲力」，我身在醫療現場，對此經常耿耿於懷。

因此，利用秋葵水這種前所未有的方式，達到緩解腰痛和膝蓋疼痛的效果，對我來說是非常劃時代的創舉。我感覺到骨科治療有了嶄新的可能性。

我將秋葵水納入治療方式已經有7年的時間，**至今因秋葵水而改善的案例也是不勝枚舉**。其中也有些難以置信的案例，因秋葵水驚人的效果而予以認可。

2018年初，由MAKINO出版的健康雜誌《壯快》刊登了秋葵水的文章，引起巨大迴響，除了本院的病患，嘗試秋葵水的人也增加了。因此，針對新效果的報告也陸續出爐。

我進一步調查發現，現在海外地區對秋葵的研究很活躍，論文篇數竟多達600篇以上。這是個驚人的數字。秋葵作爲集眾多健康益處於一身的食材，如今已成爲吸引全世界目光的存在了。

秋葵因爲是食物，幾乎沒有如藥物般的副作用，任何人都能安心攝取。**秋葵水不僅入手的價格較便宜，還能發揮強大的健康益處，簡直是「天然的營養補充品」**。不對，我認爲它的效果甚至比營養補充品還要好。

本書介紹了許多經由本院證實的秋葵水益處，並針對秋葵水之所以能發揮這些效果的原因，盡可能深入淺出地解釋其中的作用。

此外，將製作秋葵水的秋葵徹底吃完，也可望獲得更多的健康益處，因此本書也收錄了豐富的秋葵食譜。只要參考這些食譜，不僅可以增加料理的多樣性，也能開心地持續飲用秋葵水吧！這本書將秋葵水的威力與秋葵的魅力集結成冊，是令我自豪的一本書。

既然能安全又簡單地實踐，還能改善身體的疼痛與不適，要不要從今天就開始飲用秋葵水呢？

2020年6月8日

市橋診所院長　市橋研一

秋葵水奇效養生法

目錄

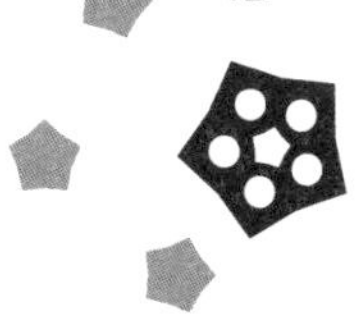
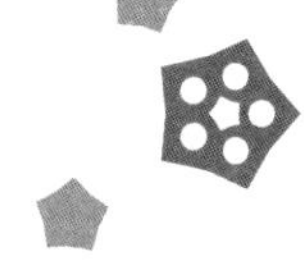
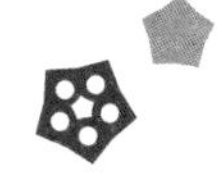

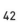

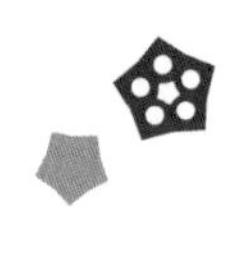
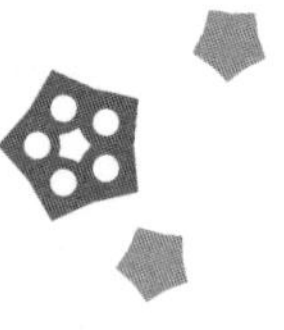
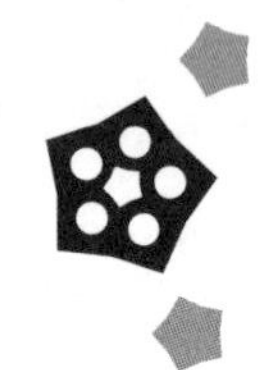

湯品

主菜

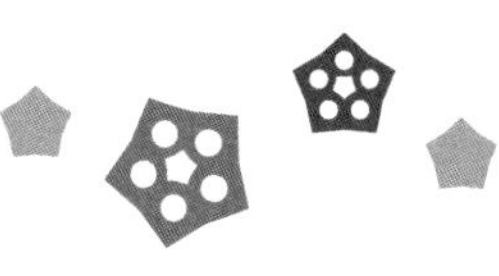
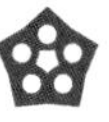

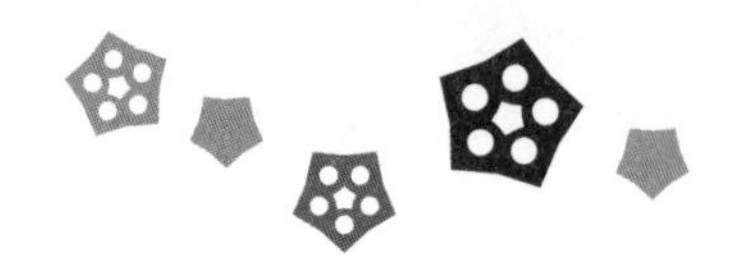

第4章 喝秋葵水變健康了！喜悅的經驗分享

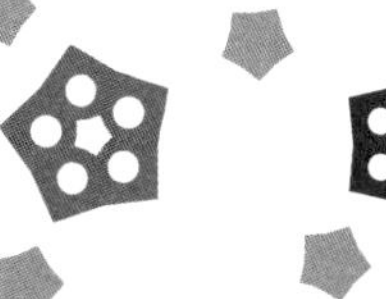
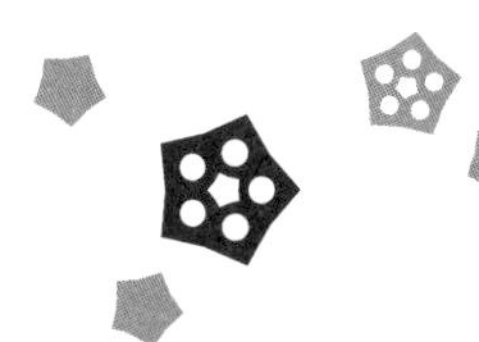

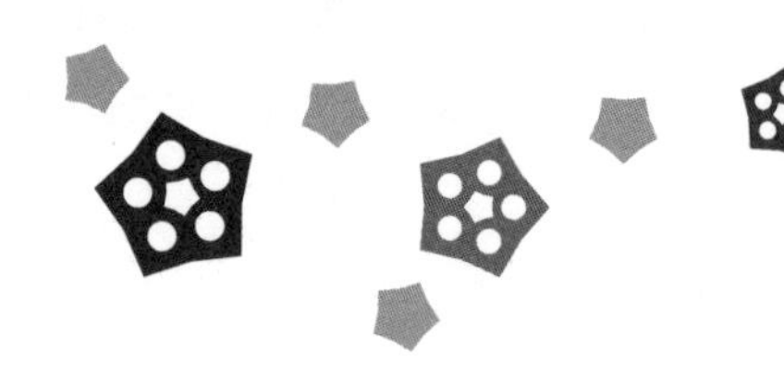

第5章 秋葵水的問與答！

第1章 秋葵水是改善血流的特效飲品

飲用秋葵水後的驚喜來電

「醫生，我喝了秋葵水後血壓就降低了，那麼由內科開立的降血壓藥，還要繼續吃嗎？」

在我任職院長的骨科診所，接到患者打來的這通電話，讓我初次領會到「秋葵水」的威力。

距今7年前，也就是2013年發生的事。當時我在中國天津有幸參與了食物養生（用飲食維持健康的思考方式）的醫師講座。講座的內容提到，「天津的一項調查發現，秋葵水對一萬名病患其糖尿病性動脈硬化症有幫助」。

秋葵水是將秋葵的蒂頭切除後，浸泡在水中8－12小時後取出。飲用這種浸泡過秋葵的水，似乎是食物養生的方法之一（**作法參照第66頁**）。我在當時才第一次知道，秋葵還有這種攝取方式。

事實上，前來骨科求診的患者當中，許多是基於糖尿病引起的動脈硬化，而連帶產生腰部和膝蓋疼痛的症狀。聽了講座後，我心想「秋葵水對本院的患者是否也有好處呢？」便立即將其推薦給患者們。

文章開頭提到那位來電的患者，便是其中之一。這位患者即便吃了降血壓的藥物，血壓也未曾降至這麼低，因此似乎對突然下降的血壓感到驚訝。我對這位患者說，「先和內科醫師談談，幫你調整藥物的劑量吧」，並暫且先掛上電話。

結果隔天，同一位患者又再度來電。這次他說，「我也向住家附近患有糖尿病的人推薦了秋葵水，那個人說他的血糖降下來了。藥物該怎麼辦呢？」

接連幾天接到電話，我的內心也對秋葵水的效果感到吃驚。服用藥物也多半難以控制的血壓和血糖，竟然只喝秋葵水就驟降這麼多……。當時我第一次切身感受到，「秋葵水實在太厲害了！」

自此，我便積極地向患者推薦秋葵水。藉由這個契機，也讓我從過去一直從事的普通骨科治療，轉變成以飲食療法爲中心的治療方式。

秋葵水拯救我免於罹病危機

仔細想想，我與秋葵水的相遇也是命中註定。

原因是在我得知秋葵水的兩年前，也就是２０１１年，我去了趟韓國旅行。當時，劇烈的心悸突然來襲。

爲了經營診所及長照健康機構，自那時起我便白天進行看診，接著做研究或準備學術會議等，總是工作到很晚。晚餐大概晚上11點才食用。加上經常應酬喝酒，睡眠時間也絕對稱不上充足。

如此不健康的生活，導致當時的血壓曾經高達１７０mmHg／１１０mmHg（正常的收縮壓應低於１３５mmHg，舒張壓應低於85mmHg）[1]。儘管如此，身爲醫師的我卻討厭醫師、討厭吃藥，總是以忙碌爲藉口，幾乎未曾去就診。如今回想起來，當時身體已經發出悲鳴了吧。

我在韓國發生心悸時，當地友人帶我去了一間診所。在那間診所裡，我得知了在韓國擁有百年歷史的飲食療法「八體質醫學」。

八體質醫學是將體質分為8種類型，針對適合與應避免食用的食物，進行飲食療法指導。並配合診斷出的體質，進行針灸治療。所幸，當我接受了針灸治療後，心悸便迅速地好了。

以此為契機，我與那位韓國醫師私交漸篤，有時會邀請他前來日本演講。他有時也會將針灸的處方箋轉讓給我，而我也在過程中學習到了八體質醫學。不過，當時還未能如此深刻地理解飲食的重要性，對於自己的飲食也不是那麼有熱情。

譯註1：依中華民國心臟學會、台灣高血壓學會訂定《高血壓治療指引》，收縮壓高於120－139mmHg、舒張壓高於80－89mmHg，屬於高血壓前期；血壓超過140mmHg/90mmHg則為高血壓。

然而，從韓國回到日本的兩年後，２０１３年時發生了一件事。我接受了健康檢查，得知胰臟長了一個囊腫。胰臟囊腫是胰臟癌前期的病症。

剛好就在此時，我在前面提到的講座聽聞了秋葵水。正如前述，我對於秋葵水的眞實力量感到驚訝，並意識到飲食療法的效果。

與秋葵水相遇的契機，讓我再次瞭解食物的重要性，我自己也開始每天飲用秋葵水，並且實踐以八體質醫學爲基礎的飲食療法。

如此一來，首先，**過去經常在睡眠中發生腳抽筋的情況大幅地減少了**。

此外，**我的體重從71．5公斤減至67公斤（身高是１７１公分），鞋子的尺寸也從26．5公分縮小至25公分**。鞋子尺寸的改變，大概是因爲足部腫脹消除的緣故。此外，女兒表示「爸爸的體味消失了耶」，也讓我十分驚喜。

每年我都會進行健康檢查，**胰臟囊腫至今仍然還在，但是維持在未惡化的狀態。血壓偶爾也還是會超出正常範圍，卻沒有以前那麼高了**。

假使當時沒有與秋葵水相遇，並注意到飲食療法的重要性，我或許就會罹患胰臟癌也說不定。這樣一想，我與秋葵水的相遇，眞的只能說是命運了。

自清朝傳承以來便嚴禁外傳的食譜

根據前面提到的中國食物養生醫師表示，**秋葵水似乎是從清朝（1616－1912年）開始，由皇室子孫慎重保管、代代相傳的食物養生食譜之一。**

據說清朝皇帝身邊有大約750名主治醫師，每日鉅細靡遺地記錄著皇帝的一切，從飲食到排泄物、打噴嚏、氣色等。以此爲根據，300年來不斷記錄並研究食物會引起哪些反應，並製成3000多種養生食譜。

那些食譜，只有清朝皇室的子孫可以看到。在那之後，由皇室最後文部大臣的家臣流傳至今，是相當貴重的資訊。順帶一提，告訴我秋葵水的那位醫師，正是文部大臣的後代。

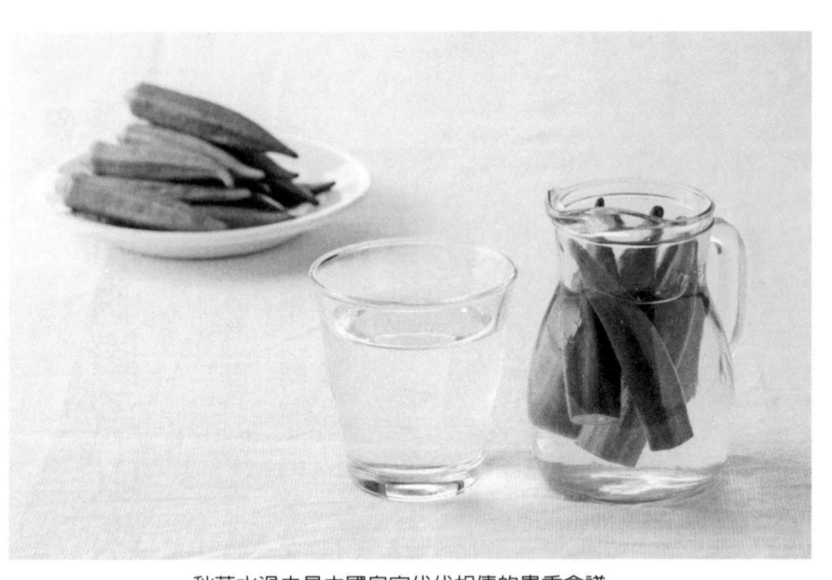

秋葵水過去是中國皇室代代相傳的貴重食譜。

秋葵水的魅力在於作法簡單，能馬上實踐。只要有秋葵，在晚上或睡前將秋葵去蒂泡入水中，隔天早上即可飲用。

然後，如前所述，當我推薦本院的患者飲用秋葵水時，「血壓下降了」、「血糖下降了」等反應此起彼落。

此外，秋葵水在我專業領域之一的「膝蓋軟骨再生」，也獲得很好的成果。

第一個確認的案例，出現在我開始推薦患者飲用秋葵水的2年後，也就是2015年。此後，到2020年4月爲止，共有78個的膝蓋軟骨再生的案例。幾乎所有人都持續飲用秋葵水，血流也證實獲得改善，**因此秋葵水與膝蓋軟骨再生的**

關係，可說是無庸置疑。

秋葵水的其他效果將於第2章詳細敘述，但光是本院便證實了許多病症的作用。即便如今，我將秋葵水用於治療已經過了7年，仍然會對它的威力感到驚訝。

疼痛的原因是由於生活習慣混亂而導致微血管惡化

秋葵水能夠發揮諸多健康效果的最大理由，我認為總歸一句「改善血流」。

當我接觸到韓國的飲食療法，學習飲食對於身體的影響時，我開始思考關節疼痛等骨科疾病，會不會也是受到以飲食為首的生活習慣所影響，導致血流惡化所造成的呢？

骨科認爲，慢性疼痛的產生是因爲身體失去平衡，增加了關節及肌肉的負擔。當然，這種觀點不是錯誤的。

然而，學習飲食療法讓我了解到，身體失去平衡的原因，不僅是使用身體的方式，環境、心理，還有飲食也會造成影響。取決於個人所吃的食物，身體的特定部位會產生反應並變得僵硬。而身體變得僵硬，便意味著那個部位的血流不順暢。

換言之，我意識到**受到以飲食爲首的生活習慣所影響，導致血流惡化，或許是疼痛的原因**。

於是我檢查了患者的血流及血管狀態，發現主訴腰痛或膝蓋疼痛的人，多有血流不順或動脈硬化的情形。

不僅如此，當我們關注著血流，並更仔細觀察患者的血管時，通常會認爲血流就是以動脈及靜脈的流動爲主，但我開始思考，**「微循環」**是不是其實更重要？

那麼，微循環究竟是什麼呢？

我們的體內，有著將血液送出心臟的動脈、將血液從全身送回心臟的靜脈，以及連接動脈和靜脈、遍布全身的微血管。微血管負責將小動脈送出的氧氣及營養送達每一個細胞，並將回收的二氧化碳與老廢物質送回小靜脈。

這個**在小動脈與小靜脈間進行物質交換的血液循環**，就稱作微循環。若微循環出現異常，不只有血液，淋巴液及所有體液的流動都會受到影響。

本院為了檢查患者的血管，使用特殊的儀器，以影像方式觀察患者手部指尖的微血管狀態。起初引進這台儀器的時候，老實說，我還不是很了解指尖微血管的狀態與人體健康有什麼關聯。

不過，當我檢查患者的微血管時，許多主訴關節疼痛的人，其指尖微血管在途中就消失了，或是可以看到微血管歪歪扭扭地蛇行。

小動脈和小靜脈間進行物質交換的「微循環」

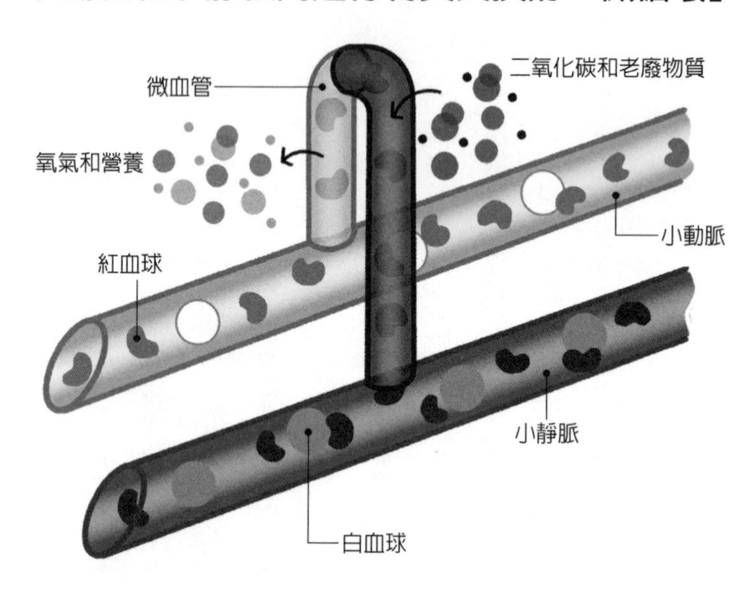

微血管出現中途消失或蛇行的現象，意謂著末梢的血流正逐漸惡化。

此外，我也看到許多案例的血管影像背景混濁而暗沈。這表示血管外的淋巴液流動不順，產生老廢物質堆積。

從主訴疼痛的患者身上，大多都可以見到這種微血管異常的現象，我們是不是可以說，**微循環異常跟疼痛有關係呢？**

以足部水腫來說，就算檢查了循環系統，也經常看不出異狀。不過，足部發生水腫卻是事實。若不是動脈或靜脈的問題，我們可以考慮問題出在與淋巴液流動有關的微循環。

從我開始檢查患者的微血管，至今已經過了4年。這段期間蒐集到的資料，大約有9000個案例。我觀察到主訴疼痛的患者，其微血管果然頻繁地出現中途消失或蛇行的異常狀況，也確實感覺到許多影像背景混濁的案例。

經由這樣的資料累積，如今我確信微循環異常與關節疼痛有關係，幾乎是不會錯的。

微血管幽靈化招來老化與萬病

我認爲微循環異常與疼痛有關的想法，因近年「**幽靈血管**」概念的興起而變得更加明確。

幽靈血管是由微血管研究權威、大阪大學微生物疾病研究所資訊傳輸領域的高倉伸幸教授所提出的概念。

微血管全長約10萬公里（可繞地球2圈半），佔全身血管的95–99%。可以說，我們的身體是仰賴微血管運作，而得以維持健康。

根據高倉教授的說法，**當承擔這項重責大任的微血管，因爲某些因素受損，導致血管內的血液無法流動，便會造成血管構造崩壞，無法發揮正常機能**。如此一來，氧氣和養分便無法送達周圍的組織及細胞，老廢物質也沒辦法回收。

這樣的結果，就是血管前端如幽靈般消失，周圍的組織也變得像是無人居住的鬼城。

失去機能的微血管，若以特殊的測定器觀察，可以看到前端似乎消失不見、血管歪扭蛇行或是硬化成團狀。本院患者的血管，我所看到的大多呈現這種狀態。

血流不順暢，微血管會中斷消失

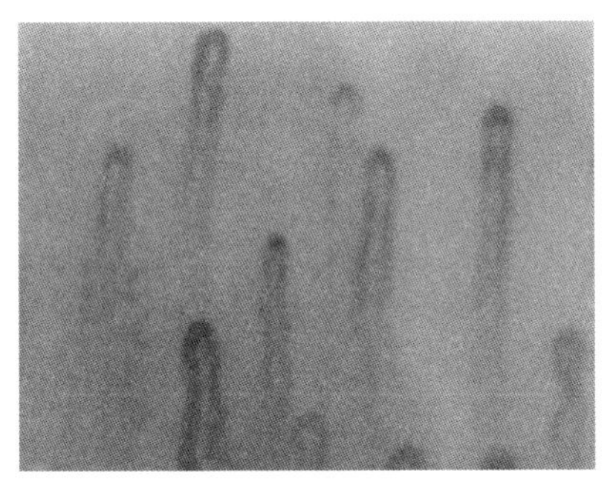
正常的微血管

幽靈化消失的微血管

隨著微血管幽靈化加劇，會導致全身血流不順暢和微循環異常，因而造成淋巴流動變差、老廢物質囤積，形成腫脹與疼痛。

此外，以斑點、皺紋、鬆弛等肌膚老化現象爲首，我們已經知道微血管幽靈化和便祕、高血壓、肝腎機能障礙、氣喘等肺部疾病、異位性皮膚炎、關節風濕惡化、糖尿病、視網膜疾病、骨質疏鬆症、失智症、癌症等諸多疾病有關。

換言之，**預防微血管幽靈化，並保持微循環流動順暢，正是所有健康的關鍵。**

持續飲用秋葵水讓微血管復活！

微血管幽靈化的主要原因之一，就是「老化」。與20歲相比，微血管的數量到了60歲會減少30％、70歲則減少40％。

此外，**「交感神經持續處於活躍狀態」**也是微血管幽靈化的主要原因。

交感神經是自律神經的一部分，負責控制與意志無關的內臟和血管運作。自律神經是由活動時作用的交感神經，與休息時作用的副交感神經共同組成，並以相互抗衡的方式運作。

由心臟送往動脈的血液，會經過小動脈流向微血管，然而在小動脈與微血管之間，還有稱作微血管前括約肌的肌肉。

微血管前括約肌在副交感神經活躍時會放鬆，使血液流向微血管。反之，當交感神經活躍時，這種肌肉則會收縮，減少血液通往微血管。

交感神經過度活躍，導致微血管的血流不順

副交感神經活躍的狀態

微血管前括約肌放鬆，血液流通順暢

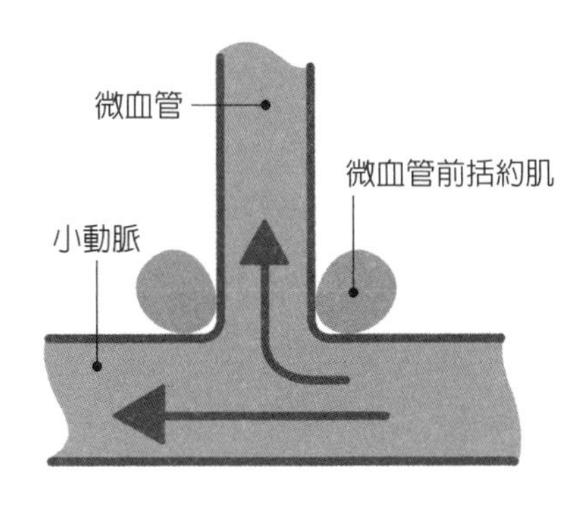

交感神經活躍的狀態

微血管前括約肌收縮，血管阻塞、血流不順暢

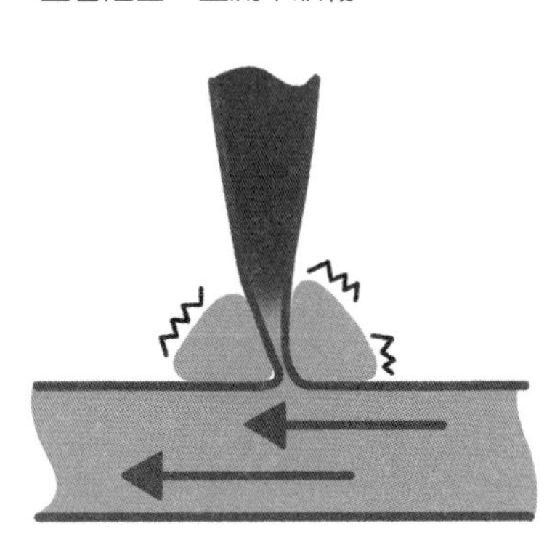

因此，**當交感神經持續處於活躍狀態，通往微血管的血流減少，便會導致血管幽靈化**。

老化無可避免。但是，只要留意生活習慣，便可能防止交感神經持續處於興奮狀態。

尤其在飲食方面，重要的是「控制砂糖、小麥、咖啡因、乳製品的攝取」，這些物質會引起交感神經興奮。

本院以「八體質醫學」爲基礎，依照個人體質進行飲食指導，並以此作爲治療的根本。根據八體質醫學來看，與多數日本人體質不合的食物就是這些了。

若攝取過多這類食物，使交感神經持續處於高度興奮狀態，不僅會導致微血管幽靈化，還會擾亂腸道環境，使毒素經由血流擴散至全身。事實上，**本院有無數的案例，藉由控制砂糖、小麥、咖啡因、乳製品的攝取，便能使健康狀況好轉**。

此外，請記住盡可能不要吃肉。肉類也是與許多日本人體質不合的食材。因此，每日的飲食應該保持自覺，米飯優於麵包，魚類勝過肉類。當然，宵夜、過度飲酒、吸菸對身體也不好。

另外，壓力過大、睡眠不足、過勞、虛寒等，亦會導致交感神經興奮，務必多加留意。

預防微血管幽靈化的王牌，就是秋葵水。

然而，飲用秋葵水不一定代表能使幽靈化的血管恢復正常。一般認為，微血管新生需要100－1000天的時間。微血管的構造一但曾經崩壞，便需要可觀的時間進行修復。

秋葵水讓微血管恢復元氣！

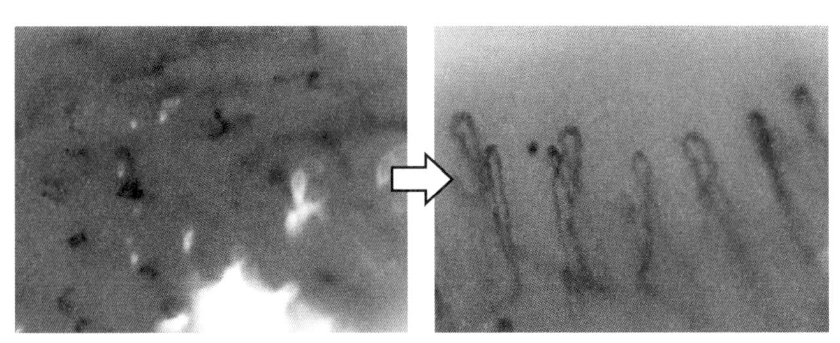

一名63歲女性患者，在市橋診所的推薦之下，持續飲用秋葵水約一年後，微血管的狀態獲得改善。

不過，觀察飲用秋葵水患者的血管影像，儘管血管的狀態未改變，混濁的背景變得乾淨的案例也有很多。原先暗沈與模糊的地方，也變成透明或天空的藍色。

背景的地方，主要是淋巴液流動的區域。若呈現透明清晰的狀態，可以說明淋巴液的流動也有所改善。

換句話說，**微循環變得順暢，血液便能更容易地流入微血管**。

如此一來，可以防止微血管幽靈化的惡化，正常血管新生的可能性也會提高。

事實上，我的患者當中，藉由持續飲用秋葵水，使幽靈化的血管恢復成原先乾淨狀態的案例，也有好幾位（其中一例可參照第31頁，圖片）。接著，我讓這些患者進行「脈波傳導速率」（Pulse Wave Velocity，PWV）檢查，藉由脈波的傳導速度來測量動脈硬化的程度，結果顯示所有的血管都變柔軟了。

秋葵水含有哪些未知成分？

那麼，秋葵水含有哪些成分能促進血流呢？

先前提到的食物養生醫師，他教我的食譜，並非直接將秋葵吃下肚，而是將秋葵泡在水中一晚再飲用的「秋葵水」。

並且，製作秋葵水時不用切碎，只要將蒂頭去除，泡入水中即可。此外，浸泡在水中的時間規定爲8–12小時。他甚至叮囑我「嚴禁加熱或冷凍」。

這些注意事項，究竟有什麼含義呢？

至於爲什麼要飲用秋葵水，以及秋葵水的作用原理爲何，醫師沒有詳加說明。因此，接下來我會根據醫學觀點提出我的推測。

首先，把秋葵切碎會發生什麼事呢？這一點我想大家都知道，秋葵的黏稠度會增加。再加上，含有不飽和脂肪酸（存在於植物或魚類的脂肪，人體無法自行合成的脂質）的秋葵籽，也會一併吃下肚。

那麼，將秋葵浸泡超過12小時，會發生什麼事呢？這一點當然也是，許多黏稠的成分會從果實流出。秋葵黏液的眞面目，就是果膠等水溶性膳食纖維。水溶性膳食纖維無論經過加熱或冷凍，作用幾乎不會被影響。

也就是說，**我認爲飲用秋葵水不是爲了攝取秋葵的膳食纖維或種籽，而是以其他成分爲目的**。這個成分是什麼呢？

首先浮現的念頭是**「酵素」**。

酵素是引起生物體內諸多化學反應的物質，能將攝取的食物進行消化、吸收和代謝。由於酵素在人類和動物體內作用，活性在35–45℃時最高，高溫和低溫都會導致酵素失去活性。

由此推論，若是以攝取酵素爲目的，「嚴禁加熱或冷凍」的條件就說得通了。不將秋葵浸泡在醋等液體，而是浸泡在水裡，我認爲也是爲了保持中性的酸鹼值（氫離子濃度指數），使多數的酵素能容易地被活化。

因此，將秋葵去蒂後泡入水中，而非使用秋葵的皮或籽，我推測酵素可能是從秋葵五邊形的周圍釋出，並溶在水中。而萃取的時間需要8小時以上，應該沒錯吧？

酵素掌管著啓動身體代謝機能、促進荷爾蒙分泌等維繫生存不可或缺的各種功能。我認爲藉由這些功能，飲用秋葵水可以幫助身體許多機能，逐漸改善各種症狀。

此外，秋葵水中的有效成分，我認爲還有一個。那就是秋葵所含的**「揮發性（由液體轉變成氣體的特性）成分」**。

舉例來說，一般認爲將洋蔥切開所釋放的揮發性成分，可以使血液變清澈。這種成份秋葵應該也有吧？

產生這個想法的理由是製作秋葵水時，「一定要用蓋子或保鮮膜蓋上」的論點。若這麼做是爲了防止揮發性成分散失，便說得通了。

換言之，將秋葵泡在水中，能使其揮發性成分溶解，如此便和洋蔥的成分一樣，可以對血流產生作用。飲用秋葵水能使血壓下降較快，可能也是因爲這樣的揮發性成分變成液體進入體內，能迅速被吸收。

此外，秋葵水是用生秋葵及開水製成，基本上於12小時內飲用完畢是最好的。

這麼做的原因是爲了在酵素活性降低、揮發性成分散失前飲用，似乎也是有道理的。

儘管以上都只是推測，**但根據我過去的經驗，我深信秋葵水一定含有未知的作用，無法透過直接食用秋葵而獲得。**

秋葵是能夠改善腸道環境和促進抗氧化的完全營養蔬菜

製作秋葵水時，浸泡過的秋葵同樣富含營養。最具代表性的成分，果然還是**膳食纖維**。

將膳食纖維大致區分，可分爲溶於水的水溶性，以及難溶於水的非水溶性兩個種類。

水溶性膳食纖維能減緩醣類及膽固醇的吸收，亦可作爲腸內益菌的食物，調節腸道環境平衡。秋葵含有豐富的水溶性膳食纖維，一根便足以讓整桶水變黏稠。

另一方面，非水溶性膳食纖維能刺激腸道蠕動（腸道排出糞便的動作），具有促進排便順暢的作用。

兩種膳食纖維的均衡攝取，對於調節腸道環境至關重要，然而秋葵的果實中，亦含有非水溶性膳食纖維。因此，**將泡水後的秋葵拿來食用，補充非水溶性膳食纖維，也是相當合理的做法**。

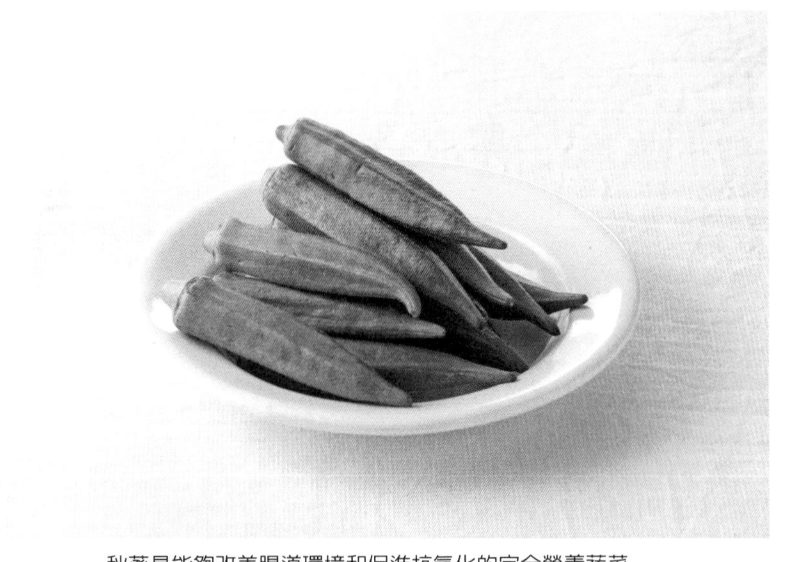

秋葵是能夠改善腸道環境和促進抗氧化的完全營養蔬菜

近年來，腸道環境的重要性受到許多關注。你或許也曾聽聞，腸道環境惡化會導致免疫力及代謝能力下降。

此外，儘管仍在研究階段，可以推測**幽靈化血管頻繁地發生，也與腸道環境紊亂有關**。

腸道中有多達1000種、數百兆個腸道細菌棲息於此。若這些腸道細菌的數量和種類不齊全，即便攝取能使血管恢復元氣的食材，也無法充分消化和吸收。最後導致老廢物質囤積、血液及淋巴液流動不順暢，微血管逐漸幽靈化。

正因如此，攝取腸道益菌作爲食物來源的膳食纖維，對於維持健康而言至關重要。

秋葵含有**鉀所帶來的利尿作用**，也絕對不要錯過。

我向無法持續飲用秋葵水的患者打聽理由，除了「討厭那個味道或氣味」之外，也有人提出「夜裡多次想去上廁所」的觀點。

在東方醫學中，秋葵是具有「辛、涼」等性質的食物。一般認爲秋葵能使身體冷卻，也可以促進排尿。

因此，身體極度虛寒或是夜裡頻繁排尿妨礙到睡眠的人，我就不積極地推薦秋葵水給他們。

然而，具有利尿功能，意味著能提高負責排放老廢物質的腎臟機能作用。許多人飲用完秋葵水，一致表示「水腫消失了」，可能跟這些作用有關吧！

對於腎臟機能低下或擔心水腫的人，秋葵的利尿作用可說是令人感激的效果之一。

此外，秋葵還含有離胺酸、色胺酸等必需胺基酸，鈣、鎂、鐵、鋅等礦物質，以及胡蘿蔔素、維生素C、類黃酮等抗氧化成分。

正因爲幾乎具備了所有的營養成分，**也有人將秋葵稱作「完全營養蔬菜」**。

此外，本院也有種植秋葵。相對容易種植的秋葵，從初夏到初秋幾乎可以每日採收。

在家自行種植的話，可以不用擔心農藥的使用，還可以節省費用。我身邊有許多人，會在夏天用花盆等容器種植秋葵。

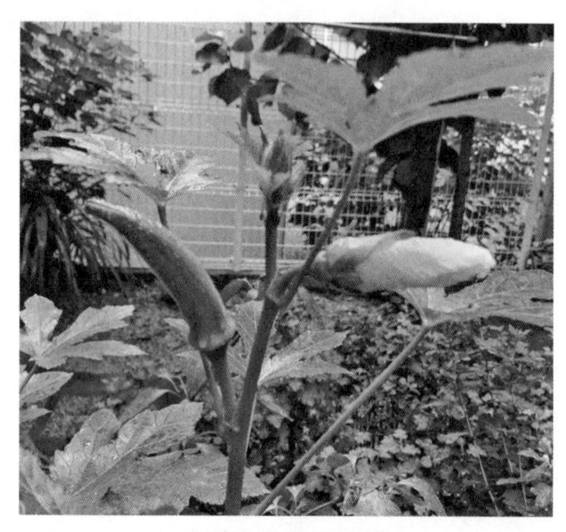

市橋診所種植的秋葵

此外，若可以在家做到小規模的溫室栽培，冬天也能吃到安全的秋葵。下次，我也想在診所嘗試看看。

下一章，將要介紹本院患者持續飲用秋葵水後的許多驚人案例。

第2章 秋葵水讓疾病與疼痛都消失了！

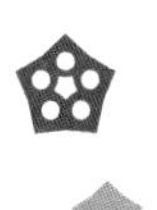
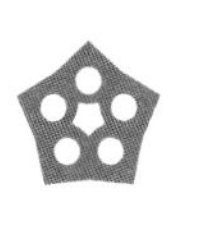
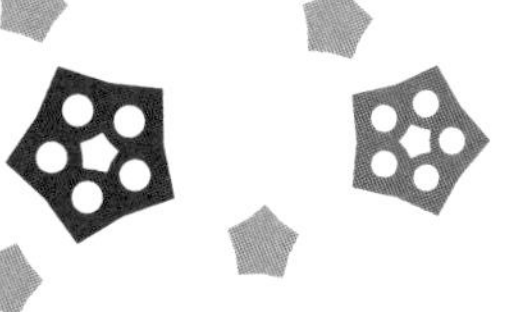
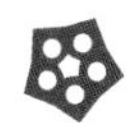

超過百名飲用秋葵水的患者，血壓及動脈硬化都獲得改善！

本院將「秋葵水」作爲飲食療法的主軸，已經有七年了。**如今無論病患的症狀或病名爲何，我都會將秋葵水推薦給幾乎每一人。**

本章節將分享數個在本院實際遇到的案例。在此之前，要先介紹我們針對「秋葵水對於血壓與動脈硬化的效果」所進行的調查報告。

此項調查是根據2018年於德島縣舉辦的「第25屆日本健康體力營養學會」所發表的內容，將調查人數增加而完成的最新版本。不僅結果的可信度更高，也展現了秋葵水更加顯著的效果。

本次的調查對象爲2017年至2019年間，曾在本院接受過2次以上血壓或動脈硬化檢查，且年齡介於43–88歲的男女患者，總計360位。

經常飲用秋葵水改善了血壓及動脈硬化！

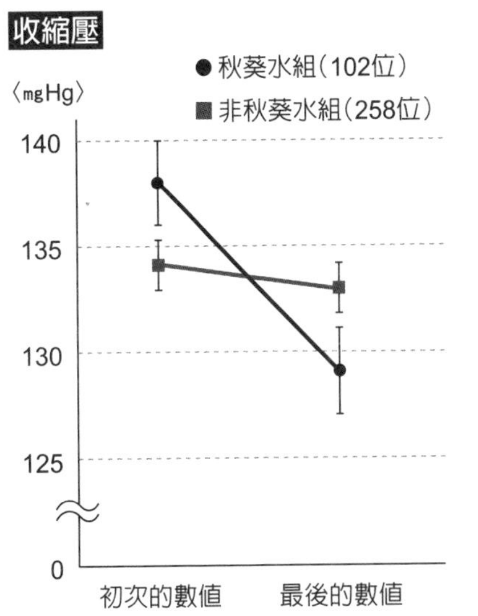

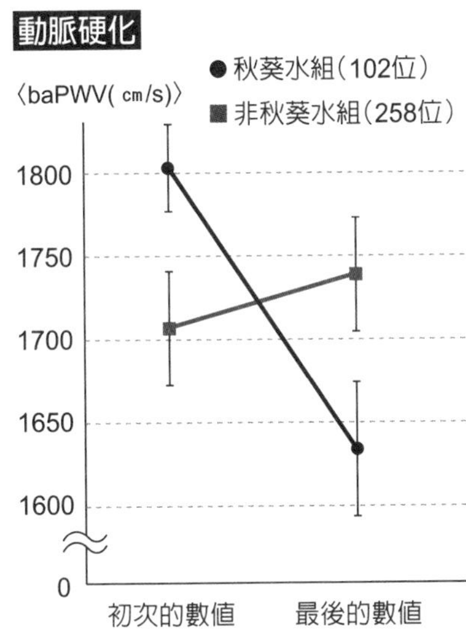

接著在各自的組別內，比較受試者初次接受檢查與最後一次接受檢查的數值。（參見上圖）

首先是血壓。非秋葵水組的收縮壓無明顯變化。**相反地，秋葵水組的收縮壓則可以確認有降低**。

其次是動脈硬化。動脈硬化的檢查方式，是透過「脈波傳導速率檢查」，以測定脈波的傳導速度和動脈硬化的程度。

和血壓一樣，動脈硬化的檢查數值在非秋葵水組也看不到變化。**另一方面，秋葵水組則顯示血管變得柔軟**。

由於本項調查，僅針對患者是否有飲用秋葵水的習慣進行問診，內容未涉及個人的服藥狀況，因此無法斷然證明單獨使用秋葵水的效果。即便如此，**以好壞傾向來看，飲用秋葵水能爲血壓及動脈硬化帶來好的影響**。

接下來的內容，我將具體地介紹因爲飲用秋葵水，而獲得改善的血壓及動脈硬化等各種病例。

血壓、血糖及動脈硬化恢復正常，同時減藥成功！

●**高血壓【70歲，女性】**

這名女性因長期照護的疲勞引發壓力，導致血壓升高，大約3年半前，即便服用降血壓藥，收縮壓仍達到150－160㎜Hg（正常的收縮壓應低於130㎜Hg）。此外，患者的健康也曾經急劇惡化，甚至無法好好站立，當時測量了血壓，數值更高達將近200mmHg。

接受了本院的治療後，患者的血壓開始逐漸下降，此時我也建議她飲用秋葵水。正如她所言「我把秋葵水當成藥物認真地喝」，患者似乎每天都確實地飲用。

接著，**就在開始飲用秋葵水的3個月後，血壓出乎意料地降至120mmHg。並且，過去服用的降血壓藥物劑量也從3顆減爲2顆**。

如今，患者仍然繼續飲用秋葵水，血壓穩定地維持在120mmHg的範圍。

血壓偏高的人飲用秋葵水，經常會在相對早期時產生血壓驟降。我認爲這可能是血液及淋巴液變得順暢，微循環（參照第23頁）的流動也獲得改善，進而使末梢微血管的阻力減少，血壓也隨之下降。

使用特殊儀器觀察微血管時，過去混濁的背景變得清澈，由此看來飲用秋葵水能淨化血液及淋巴液，幾乎是不會錯的。血液及淋巴液變乾淨，循環也會獲得改善。因此，不需要對血管加諸不必要的壓力。

降血壓的效果在早期展現，我推測是因爲以液體的方式攝取秋葵水，能使其中淨化血液及淋巴液的成分，更快地被體內吸收。血壓大約2－3天內會開始下降，持續一週後便會穩定下來不再回升，許多都是這種模式。

血壓下降的患者經常會問，「可以停止飲用秋葵水嗎？」然而，若不留意自己的生活習慣，一旦停止飲用秋葵水，血液就會再次變得黏稠。秋葵水和藥物不同，幾乎沒有副作用，因此我會建議繼續飲用秋葵水。

●糖尿病【50歲・男性】

這名男性在30歲時得到糖尿病，他非常愛喝酒，以前總是在喝了4－5大瓶啤酒後，又喝下將近1公升的日本酒。診斷出糖尿病後，儘管每次只喝1－2瓶啤酒，空腹血糖值卻還是維持在150－160mg／dℓ（正常的空腹血糖值低於110mg／dℓ）較高的狀態。

由於患者難以接受秋葵，因此持續予以藥物治療，但血糖值卻無法下降，喉嚨也逐漸容易乾渴，便開始牛飲解渴。患者因出現這種糖尿病特有的症狀而感到不安，最後終於下定決心，認眞實踐飲用秋葵水。

結果，患者在開始飲用秋葵水的4個月後，血糖一點一點地下降了。**過了一年，患者每日服用的藥物從3次減爲2次，空腹血糖値也從先前檢查的140mg/dℓ，降到了90mg/dℓ**。此外他還說，疲勞變得容易消除，起床時也更神清氣爽了。

內臟脂肪若過度增加，由胰臟分泌的胰島素（調節血糖的荷爾蒙）便會難以作用，形成第二型糖尿病。另外，氧化壓力的增加也會導致胰島素的效果變差。

根據海外的文獻指出，秋葵具有減少脂肪及緩和氧化壓力的作用。我認爲這個結果，也能有效提升胰島素的效果，並改善第2型糖尿病。

加上秋葵富含的水溶性膳食纖維，能夠將脂肪及糖分包覆並排出體外。此外，也能在胃部內壁作用，減緩食物消化和吸收的速度。這些能夠抑制血糖急劇上升的功能，也有助於改善糖尿病。

還有就是，使用膳食纖維作爲腸道細菌的食物，能夠調節腸道環境，促進荷爾蒙的調節機能。最終的結果，可望使胰島素分泌正常化。

●動脈硬化【50歲・男性】

這名男性案例前來找我商量，「希望可以在不服藥的情況下降低血糖」。相談後發現，他的腿部經常不分晝夜突然嚴重地抽筋。不僅是小腿，大腿的肌肉也會抽筋，睡眠中腿部突如其來的劇烈疼痛，讓他無法好好安眠。

進行脈波傳導速率檢查時，一般50歲男性的正常範圍介於１２８０－１４３５ＰＷＶ，相較之下，這名患者的數值將近１８００ＰＷＶ。很明顯是動脈硬化。這時，我建議他飲用秋葵水作爲不服藥的替代方案。

結果，腿部抽筋的頻率慢慢減少，2個月後幾乎不曾再度發生。

接著3個月後，患者再次進行脈波傳導速率檢查，數值也降至1400PWV左右。過去高達156mmHg的收縮壓，也隨之下降到正常範圍內的131mmHg。患者表示他不再感到倦怠，身體也輕盈許多。

當膽固醇於動脈內膜囤積，巨噬細胞（屬於白血球一種的免疫細胞）便會將其吞噬。接著，巨噬細胞的殘骸（斑塊）及脂質硬化後，會使血管變得狹窄，因而形成血栓（血液凝結成塊）。這就是動脈硬化症。

我到目前爲止，驗證了無數個飲用秋葵水使動脈血栓消失的案例。儘管作用的機制尚未明瞭，我認爲其中的原因之一，可能是變得順暢的血流將血栓也帶走了。

另一個原因，可能是微循環獲得改善，修復了動脈的內膜細胞，並提升溶解血栓的能力。

此外，秋葵所含的水溶性膳食纖維，能促使脂肪及膽固醇的排出，使斑塊不易形成，這點應該也帶來了好的影響。

膝關節軟骨再生後，跪坐也不是問題！脊椎管狹窄症的疼痛也獲得改善！

●膝蓋疼痛／軟骨再生【60歲・女性】

這名女性病例，由於右邊膝蓋半月板損傷，而併發退化性膝關節炎。患者因疼痛無法彎曲膝蓋、跪坐和上下樓梯，喜歡的高爾夫球也無法再打了，便前來本院就診。

當我推薦飲用秋葵水時，由於患者本身對於飲食療法很熟悉，便非常樂意地實踐了。結果**半年後，疼痛感和腫脹有所減輕**。**進行核磁共振（MRI）檢查，原來是磨損的軟骨開始重新生長了**。

後來，爲了支援受到右膝影響的生活功能，患者的左膝也出現疼痛的症狀，不過持續飲用秋葵水後，疼痛也緩解了。

接著，一年後，上下樓梯變得更加容易，短時間跪坐也並非難事。此外，患者對於能重新開始最喜歡的高爾夫運動，感到喜出望外。

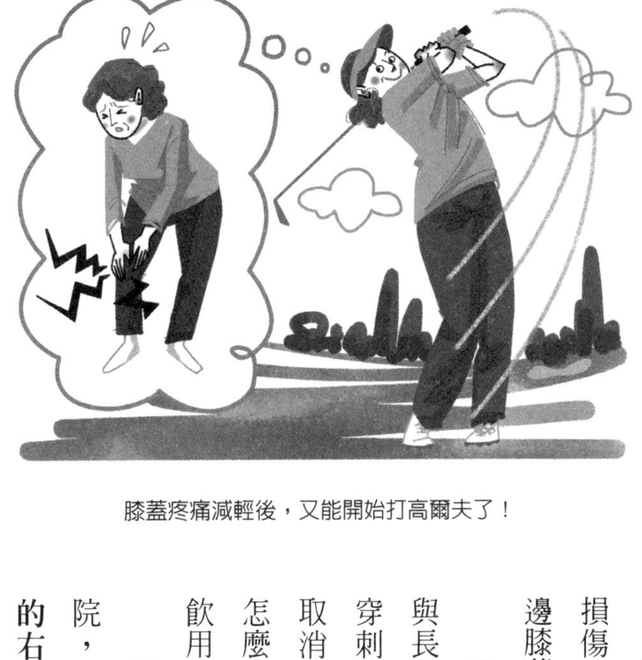

膝蓋疼痛減輕後，又能開始打高爾夫了！

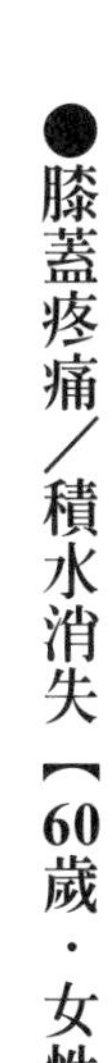

●膝蓋疼痛／積水消失【60歲．女性】

這名女性病例，由於左邊膝蓋半月板損傷，只能勉強維持生活機能，卻又因右邊膝蓋軟骨磨損，演變成退化性膝關節炎。

雖然患者在本院治療，但劇烈的疼痛與長期水分囤積，讓我不得不決定用針頭穿刺將水分排出。然而，患者在最後一刻取消了預約，表示「將針筒刺進身體裡，怎麼想都太可怕了」。取而代之的是，實踐飲用秋葵水。

開始飲用秋葵水4天後，患者來到本院，我大吃一驚。**從前，摸起來鬆垮浮腫的右膝，確實囤積了水分，如今卻完全消退了。**

「還好不用插針就解決了」，患者看起來也鬆了一大口氣。日後，疼痛感本身也減輕許多。

欲改善退化性膝關節炎造成的膝蓋疼痛，最好是改善膝蓋軟骨周圍的血液流動。

飲用秋葵水能使微循環流動順暢，改善通往膝關節滑膜（關節囊內側包覆關節的構造）的血流。如此一來，便能將囤積於淋巴液的老廢物質順利排出體外，並確實地送入營養。最後，滑膜會分泌更多的關節液，減少膝蓋軟骨的摩擦，緩和疼痛。

罹患心肌梗塞或腦梗塞的患者，因爲血流不順而導致膝蓋疼痛的案例也有不少，這種情況下，心血管內科會開立改善血流的藥物予以治療。然而，我更推薦秋葵水，因爲食物無副作用，讓人更加安心、安全，改善血流的效果也很強大。

●腰痛（脊椎管狹窄症）【70歲・女性】

這名女性因腰痛和右腳疼痛而煩惱不已。並表示走路10分鐘後疼痛便會加劇，得靠休息緩解疼痛才能繼續行走，如此不斷循環。她在別間骨科診所進行了核磁共振檢查，被診斷為腰椎管狹窄症。醫師開立了止痛和改善血流的藥物，然而效果不彰，於是隔月她便前來本院就診。

本院進行的是針灸治療和飲食指導。當然，也建議她飲用秋葵水。

想必是兩者的加成效果起了作用。**幾個月後，她的症狀慢慢地改善，腰部和右腳的疼痛也減輕了。如今已經可以連續行走1小時。**

我是骨科醫師，因此腰痛也是我的專門領域。我會動員各種治療方式，以改善患者的腰部疼痛。

其中重要的是「改善血流」。許多腰痛患者是因為生活習慣混亂，全身的血流出現問題才導致腰痛，我認為秋葵水能成為改善這種血流的助力。

微循環不順暢時，脊椎管（神經通過脊椎的通道）內的血流延滯，馬尾神經叢的周圍產生水腫，便會形成脊椎管狹窄症。此外，骨骼或黃韌帶（脊椎內連接椎弓的韌帶）變形，也會壓迫到神經，引起疼痛和痲痺。

這時飲用秋葵水，可以使微循環流動順暢、活化微血管機能，並消除不必要的水腫。腫脹消除後，狹窄的脊椎管便有較充裕的空間，能減輕對神經的壓迫。

此外，**秋葵水針對腰椎間盤突出的症狀也有效**。

作爲脊椎內椎體間緩衝物的椎間盤，原先應該是外側堅硬、內側富含水分的柔嫩軟骨。然而，若是椎間盤周圍的微循環流動惡化，便會減少軟骨的水分供給。

最後，導致椎間盤失去彈性，軟骨向背側膨脹壓迫到神經，因而感到腰部劇烈疼痛。這就是腰椎間盤突出的症狀。

此時，跟脊椎管狹窄症一樣，若能在初期飲用秋葵水，使微循環流動變得順暢，椎間盤能夠確實獲得水分供給，疼痛便會有所改善。

什麼是脊椎管狹窄症與腰椎間盤突出

正常的腰部

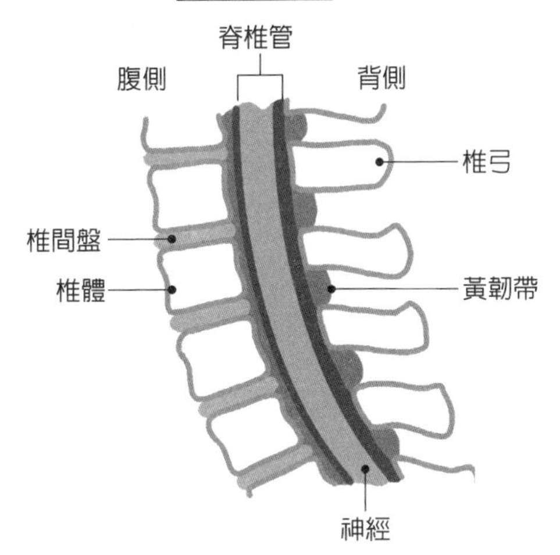

脊椎管狹窄症

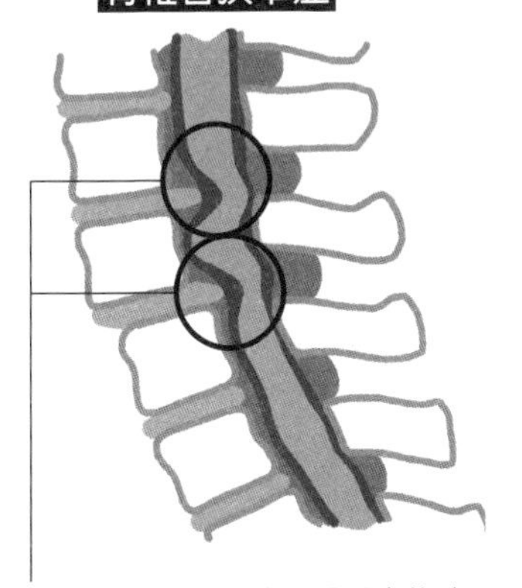

脊椎管內血流阻滯，周圍產生水腫，或是骨骼和黃韌帶變形，壓迫到神經。

腰椎間盤突出

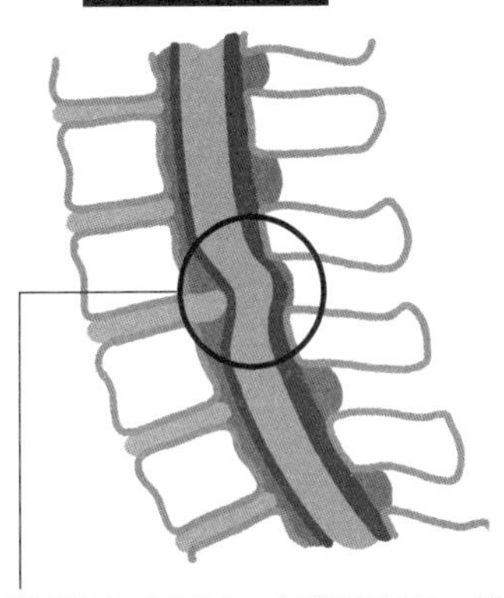

椎間盤失去彈性，向背側膨脹，壓迫到神經。

➡透過秋葵水改善微循環流動，便能減輕對神經的壓迫！

此外，關於慢性腰痛也是一樣，若能藉由飲用秋葵水改善微循環流動，便能帶走囤積於肌肉的疲勞物質，使疼痛減輕。

異位性皮膚炎的疹子減少！幽門桿菌也消失了，讓醫師震驚！

●暈眩／姿勢性低血壓【20歲・男性】

這名大學生因頻繁暈眩而煩惱。有時類似姿勢性低血壓，只是瞬間暈眩很快就能恢復；嚴重時也曾有過患者以爲是發生地震的程度。就輕微暈眩來說，頻繁時一天會發作3次之多。

這名男性與患有膽固醇及三酸甘油酯過高的父親，一同開始飲用秋葵水。而製作完秋葵水的秋葵，好像幾乎都沒有食用。

即便如此，**在認眞飲用秋葵水後，過了1個月暈眩發作的頻率減少，3個月後便幾乎沒有再發生了。**

此外，一同飲用秋葵水的父親，不僅膽固醇和三酸甘油酯的指數降低，偶爾感到煩惱的暈眩也穩定了下來。

一般認爲，負責平衡機能的三半規管，其中的淋巴液若流動不順，是導致暈眩或姿勢性低血壓的原因之一。

我認爲飲用秋葵水之所以能改善暈眩或姿勢性低血壓，原因在於微血管的血流提升，改善了淋巴液的循環，三半規管內的水腫也得以消除。

●下肢靜脈曲張【70歲．女性】

這名患者的女兒在本院治療異位性皮膚炎，是母女一同飲用秋葵水的案例。比起女兒，媽媽更早產生效果，煩惱了10年的下肢靜脈曲張，就這樣消失了。

患者的雙腳有許多腫塊，尤其是左側小腿，有個將近2公分的巨大突起。不僅用手指按壓會感到疼痛，還很醒目，這讓她擔心「可能總有一天得動手術」。

什麼是下肢靜脈曲張？

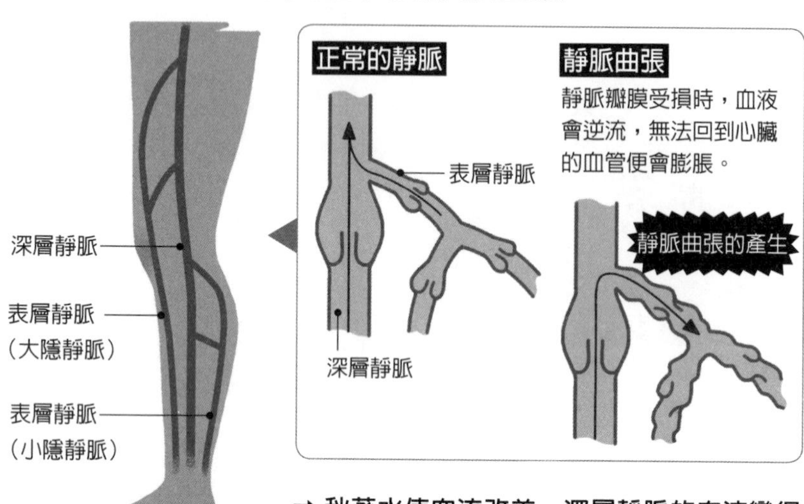

➡ 秋葵水使血流改善，深層靜脈的血流變得順暢，靜脈曲張也會消失！

然而，**飲用秋葵水約半年後，巨大的腫塊逐漸縮小，最後完全消失了。**自此，其他小的腫塊也令人震驚地跟著消失了。

下肢靜脈曲張是由於淋巴液停滯，小腿靜脈流動惡化對血管施加壓力，導致靜脈呈現青黑色並形成腫塊的病症。

血流不順會使血液變得混濁，最終因囤積老廢物質而形成血栓。接著，肌肉深處靜脈（深層靜脈）的血流惡化，造成更多的血液流入皮膚下方的靜脈（表層靜脈）。這種狀態若持續下去，防止靜脈血液逆流的瓣膜會逐漸受損，導致無法回到心臟的血液囤積並形成腫塊。

若透過飲用秋葵水，使淋巴液的流動變得順暢，靜脈的血流也會獲得改善。其中也曾有過血栓消失的案例。若血液能夠確實流入深層靜脈，多餘的血液便不會流入皮膚表層的靜脈，腫塊也會變小。

●異位性皮膚炎【60歲・男性】

這名男性患有嚴重異位性皮膚炎，發作時全身會發癢及起疹子。儘管使用了類固醇治療，但只要一停藥就會復發，有時症狀甚至會加劇。患者對此感到害怕，便來到幾乎不使用藥物的本院諮詢，希望免用藥物就能將疾病治好。

本院在施予針灸治療時，也同步進行了飲食療法，讓患者飲用秋葵水。

如今，過了一年半，患者的症狀改善許多。**儘管偶爾覺得搔癢，但症狀已經明顯減輕，疹子也變少了。接著，他也成功地停止使用類固醇。**

幾天前，我在路上偶然看到這名患者，原先因異位性皮膚炎造成特有的淺黑色肌膚，如今也變得白淨，雖然有點失禮，但那個瞬間我快認不出是他了。

秋葵的水溶性膳食纖維，或許可以作用於腸道上皮，保護腸內細菌，強化屏障作用。加強腸道屏障，便能防止過敏物質進入體內。

另外，我推測秋葵的膳食纖維，在抑制糖分及脂肪吸收的同時，應該也能將農藥和添加物等物質包覆並排出。藉由這些作用，得以抑制過敏反應，並去除搔癢。

此外，飲用秋葵水可以改善微循環流動，腸道上皮的血流也會好轉。如此一來，異位性皮膚炎造成的皮膚損壞也得以再生，將屏障強化後，肌膚也會變漂亮。

●逆流性食道炎【70歲．女性】

這名女性爲了改善膝蓋疼痛而開始飲用秋葵水，卻連逆流性食道炎也跟著好轉。

患者表示數年來，早晨總會感到胃部不適襲來，還因爲過度擔心而半夜醒來。於是，她接受了消化內科檢查，被診斷出逆流性食道炎，便持續服用調節胃酸分泌的藥物及胃藥。

然而，**開始飲用秋葵水的1個月後，胃部不適就完全消失了。患者能夠熟睡到天亮，也不再服用藥物了。**

過去主訴的膝蓋疼痛，也在開始飲用秋葵水的2年後，完全消失了。

●幽門桿菌【70歲・女性】

這名女性從過去開始，只要肚子餓就會胃痛，進食又會反胃想吐，因胃部不適而煩惱不已。然而，在開始飲用秋葵水的2個月後，胃部情況便有了好轉。

但是，患者至今未曾接受過檢查，爲了以防萬一，我還是請她去照胃鏡並進行幽門桿菌檢測。

隨後，**負責檢查的醫師問道，「患者胃部確實有幽門桿菌存在過的痕跡，如今卻消失了。最近有讓她服用抗生素嗎？」**

患者表示，自從5－6年前感冒後，就完全沒有服用任何藥物。當她告訴醫師，自己有飲用秋葵水的習慣，據說醫師相當驚訝地說「哇——居然有這種事！」

國外的論文陸續報導了秋葵的成分對胃的影響。有研究指出「秋葵所含的水溶性膳食纖維，可以保護胃部黏膜，防止幽門桿菌附著於胃壁和發動攻擊」，亦有論文表示「秋葵籽能抑制急性胃炎」。

胃部不適及胃痛等逆流性食道炎的代表性症狀，多數是由幽門桿菌所引起。本院的患者，也有透過飲用秋葵水治好胃部不適，不再需要胃藥的案例。

目前爲止介紹了許多案例，然而這只是本院飲用秋葵水的少部分患者而已。除了這些案例，第四章會請到實際飲用秋葵水的人們來分享自己的經驗。

面對廣泛的症狀，這些案例彰顯了秋葵水測不可測的力量，我想應該可以替多數人帶來希望。

研究亦指出秋葵可以預防癌症或失智症。

秋葵的健康效果，如今受到全世界研究者的關注。特別是從2010年起，中國、東南亞、非洲、巴西、希臘等地，以亞熱帶地區爲中心，**活躍地進行秋葵的研究，世界知名大學及研究機關也都紛紛發表了論文，數量更驚人地高達600篇以上。**

並非利用藥物或營養補充品維繫健康，而是透過食物作爲令人安心與安全的健康法，秋葵的潛力如此廣泛地展現，確實值得注目。

迄今爲止，針對秋葵的健康效果所發表的代表性論文，提到以下特性：

- **改善第2型糖尿病、高血壓、血脂異常**
- **抑制代謝症候群**
- **預防急性和慢性胃炎或胃癌**
- **促進乳癌細胞凋亡（死亡）**

療。

●預防阿茲海默型失智症、腔隙性腦梗塞（腦部深處的細小血管阻塞）

然後，根據這些研究結果，許多其他國家也將秋葵落實在臨床上的疾病治療。

只是，這些都是攝取包含果實、種籽、萃取成分等完整秋葵，所得到的研究報告。「秋葵水」無論在其他國家或日本，都尚未成爲研究對象。

由於我是在臨床環境執業的醫師，因此可以讓患者嘗試飲用秋葵水，報告其效果，並推測秋葵水的作用機制。然而，可惜的是，無論是秋葵的功能性成分或是作用原理都尚未明朗。

秋葵水所含的有效成分究竟是什麼？這些成分在體內又是如何作用？我期待日後會有專家將問題的謎團解開。儘管透過實驗證明的難度可能很高，但我衷心期盼在不久的將來能夠獲得解答。

第3章

秋葵水的作法&秋葵的活用絕品食譜！

本章介紹了超簡單就能完成的「秋葵水」作法，
以及將泡水後的秋葵徹底活用的食譜。
秋葵水雖然是將秋葵隔夜浸泡於水中後，拿來飲用的健康法，
但泡水後的秋葵同樣保留了豐富的營養。
從第68頁起收錄的秋葵食譜豐富多樣，請務必加入每日的菜色。

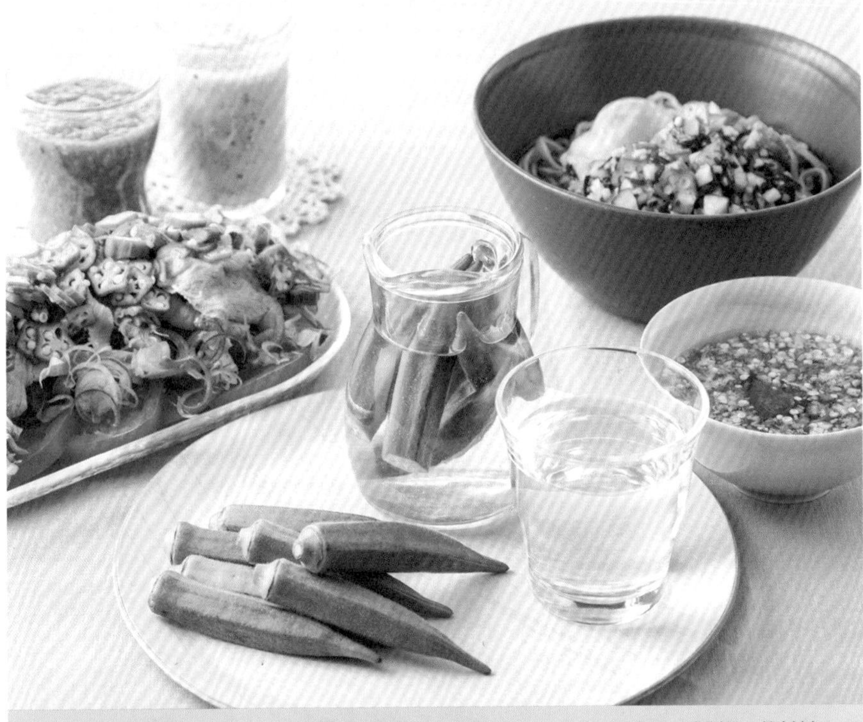

- 秋葵的活用食譜以市橋診所的飲食指導為基礎，不使用「砂糖、小麥、咖啡因、乳製品」等材料。並且用寡糖和楓糖作為砂糖的替代品。
- 食譜中所使用的秋葵已經去蒂。此外，秋葵可以生吃，若介意吃起來的口感，請汆燙後再食用。

料理與營養計算◎金丸繪里加（料理研究家、營養管理師）攝影◎松久幸太郎 食物造型◎ ITOU YUMIKO

一夜速成！

擊退動脈硬化的最強飲品

秋葵水的作法

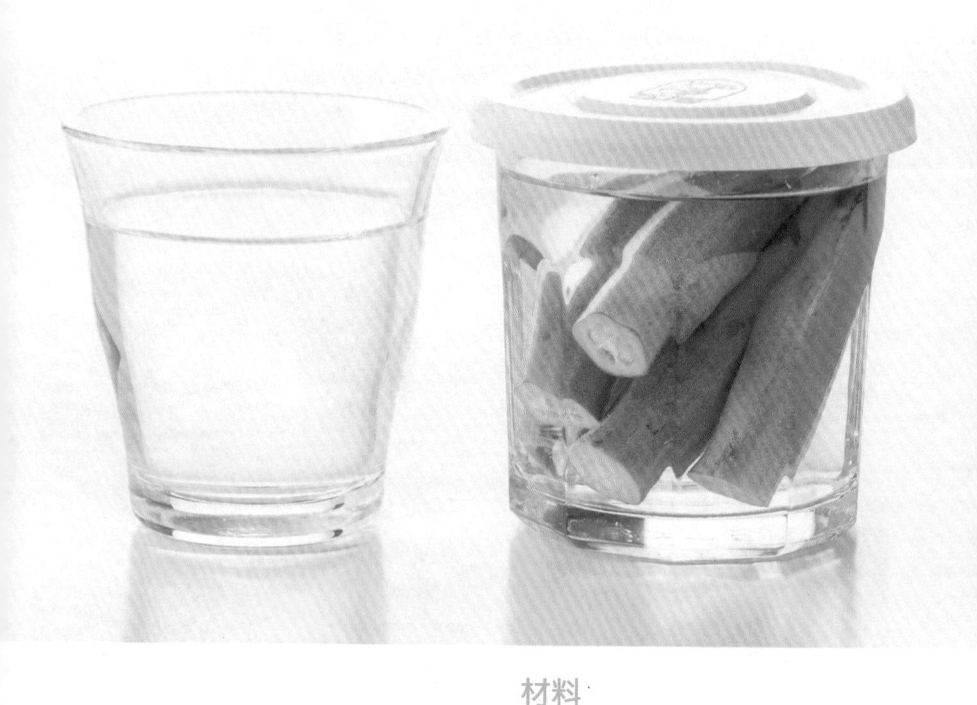

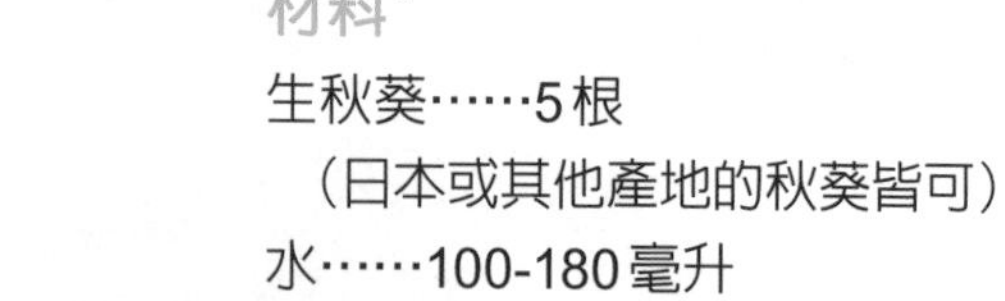

材料

生秋葵……5根
（日本或其他產地的秋葵皆可）
水……100-180毫升

飲用方式

- 每天早上飲用1-2杯秋葵水。餐前或餐後皆可。於24小時內飲用完畢。
- 秋葵水可以冰鎮或常溫飲用，亦可加入溫開水，調整至與體溫相近的溫度。但是不可以冷凍保存或加熱。
- 若難以入口，可以加入黑醋、高湯、楓糖或寡糖等調味後再飲用。

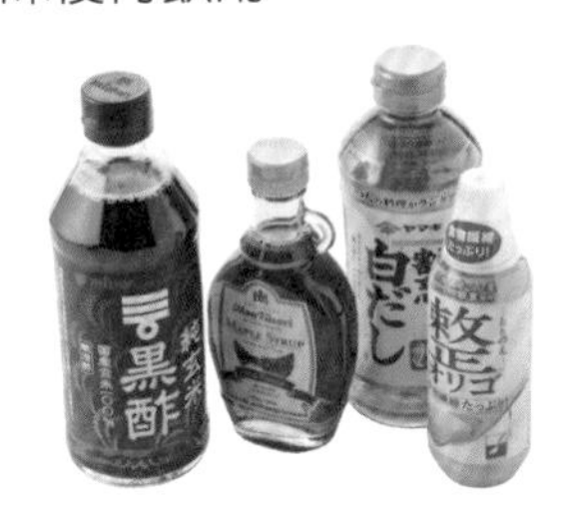

注意事項

- 泡過水的秋葵可以烹調食用。不過在泡水後的24小時內，還可以再製作一次秋葵水。
- 若有農藥的顧慮，可以仔細清洗，或是泡入水中30分鐘後再使用。

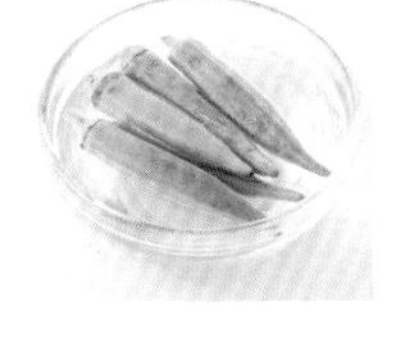

※秋葵水的問與答請見第146頁。

製作方式

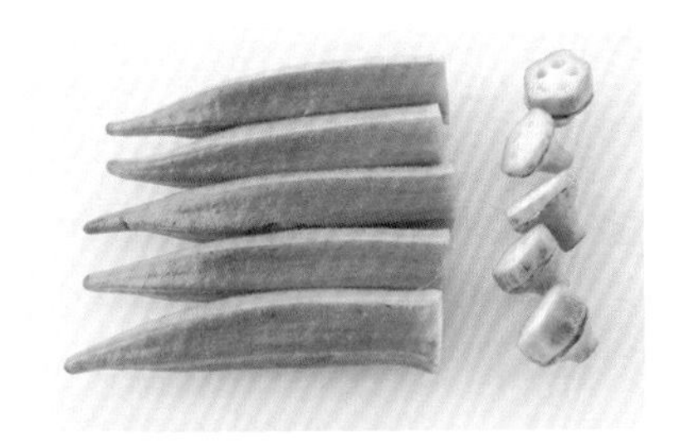

1. 將秋葵的蒂頭切除。

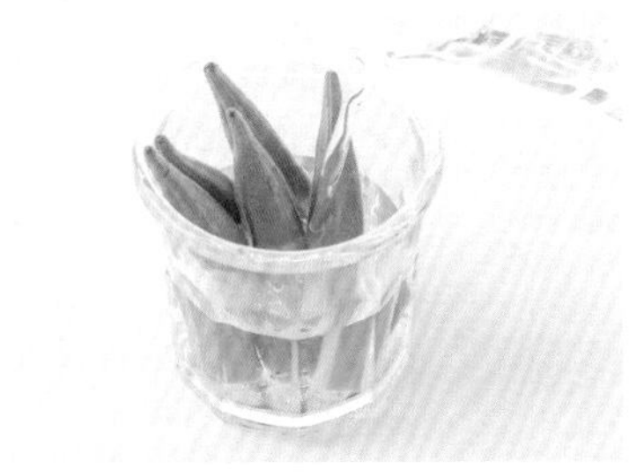

2. 將步驟1的秋葵切口朝下，放入瓶子或杯子裡，加入可以浸泡秋葵的水量。

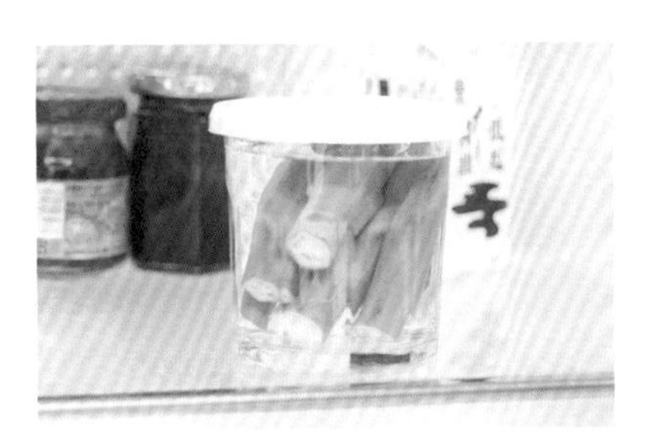

3. 蓋上蓋子或保鮮膜，放入冷藏約8-12小時。將秋葵取出後即可飲用。

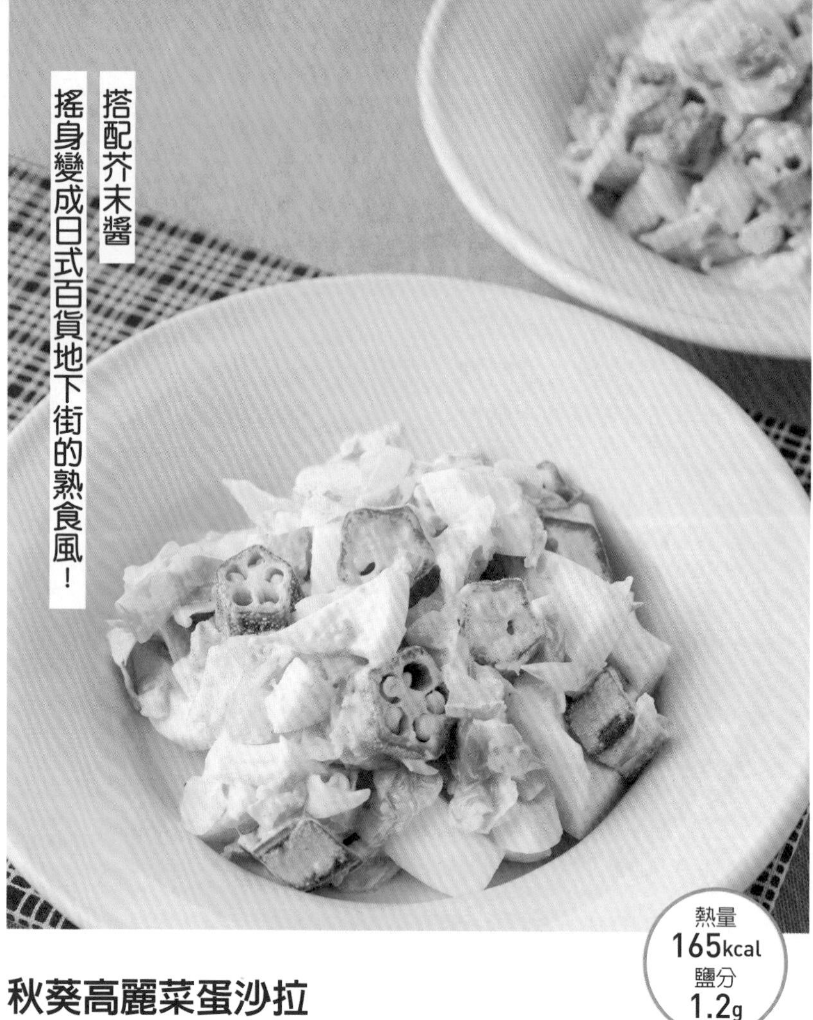
搭配芥末醬
搖身變成日式百貨地下街的熟食風!

熱量
165kcal
鹽分
1.2g
(各1人份)

秋葵高麗菜蛋沙拉

材料(2人份)

秋葵……6根
高麗菜……2片
水煮蛋……2顆

A
- 芥末醬、檸檬汁……各1小匙
- 美乃滋……1½大匙
- 鹽……¼小匙

作法

1. 於鍋中注入足量的水,煮沸,將秋葵和高麗菜氽燙3-4分鐘後取出。
2. 將秋葵切成1公分寬。高麗菜略切並擠出水分。水煮蛋切小塊。
3. 將材料A放入碗中拌勻,再加入步驟2混合。

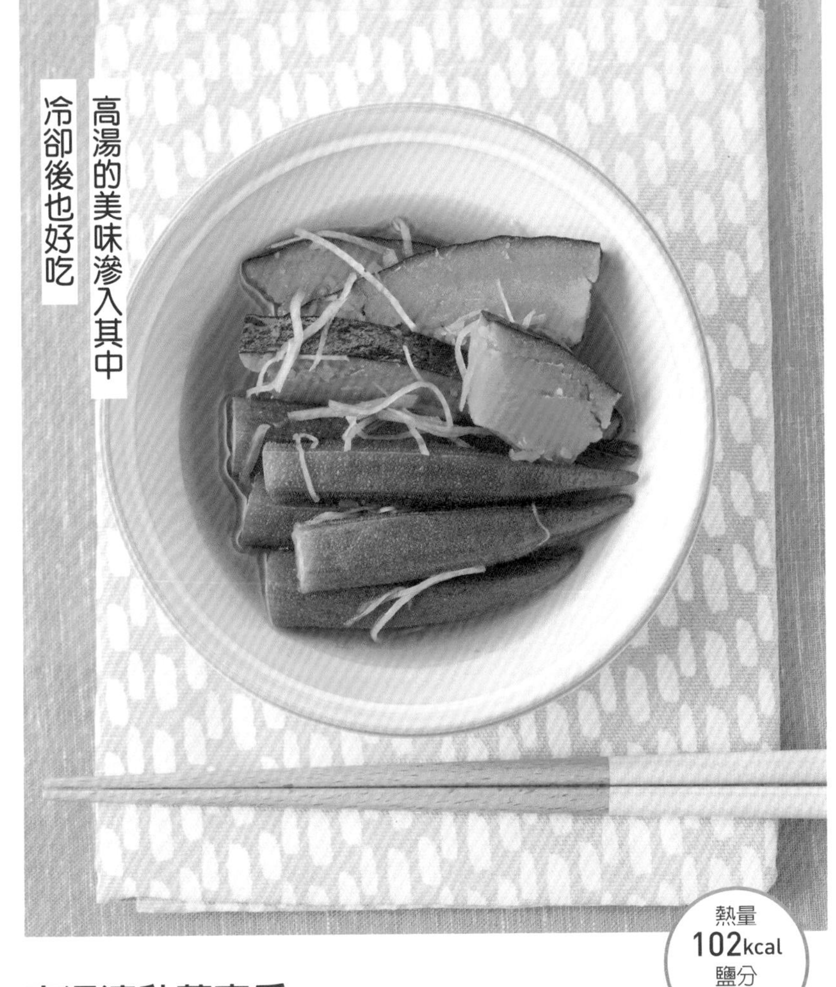

熱量
102kcal
鹽分
1.0g
（各1人份）

高湯漬秋葵南瓜

材料（2人份）

秋葵……6 根
南瓜……100g
芝麻油……½ 大匙

A
- 高湯……1 杯
- 醬油……½ 大匙
- 鹽……¼ 小匙
- 味醂……1 大匙
- 薑（切絲）……½ 片

作法

1. 將南瓜切成 1.5 公分薄片。
2. 於鍋中加熱芝麻油，整齊地放入步驟 1 微煎，再加入秋葵拌炒。
3. 將混合均勻的材料 A 加入步驟 2 煮滾，轉成較弱的中火將蔬菜煮熟，約 3-4 分鐘。

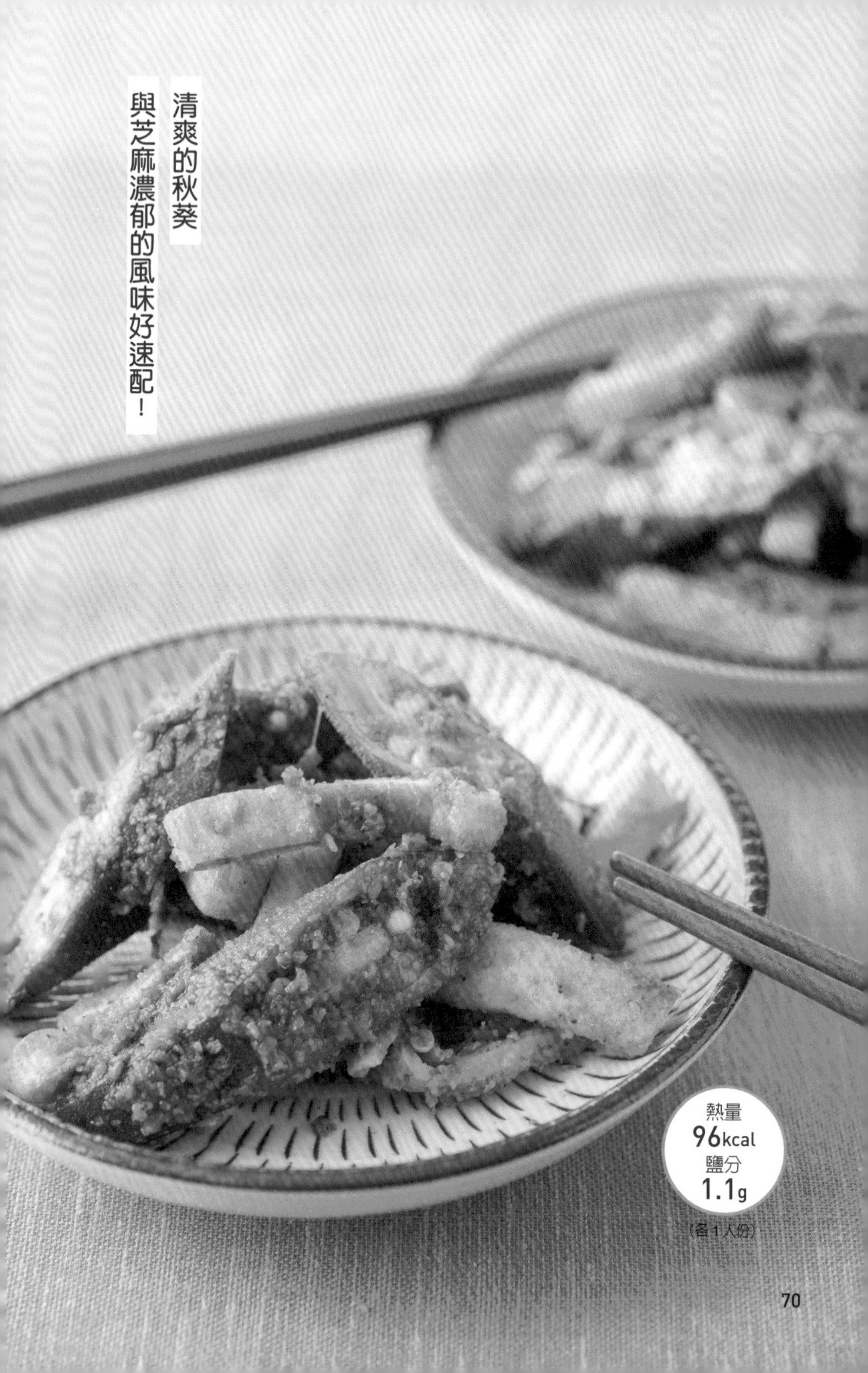
清爽的秋葵
與芝麻濃郁的風味好速配！
熱量
96kcal
鹽分
1.1g
（各1人份）

芝麻涼拌秋葵炸豆皮

材料（2人份）

秋葵……8 根

炸豆皮……½ 片

A
- 磨碎白芝麻……2 大匙
- 味醂、醬油……各 2 小匙
- 鹽……1 撮

作法

1. 將秋葵放入沸水汆燙後取出，斜切成 3-4 等分。將炸豆皮用廚房紙巾包住，以吸取多餘油脂，先縱向對切再切成條狀，用平底鍋乾煎。
2. 將材料 A 放入碗中拌勻，再加入步驟 1 混合。

常備菜之寶

義式風情的燉煮夏季蔬菜

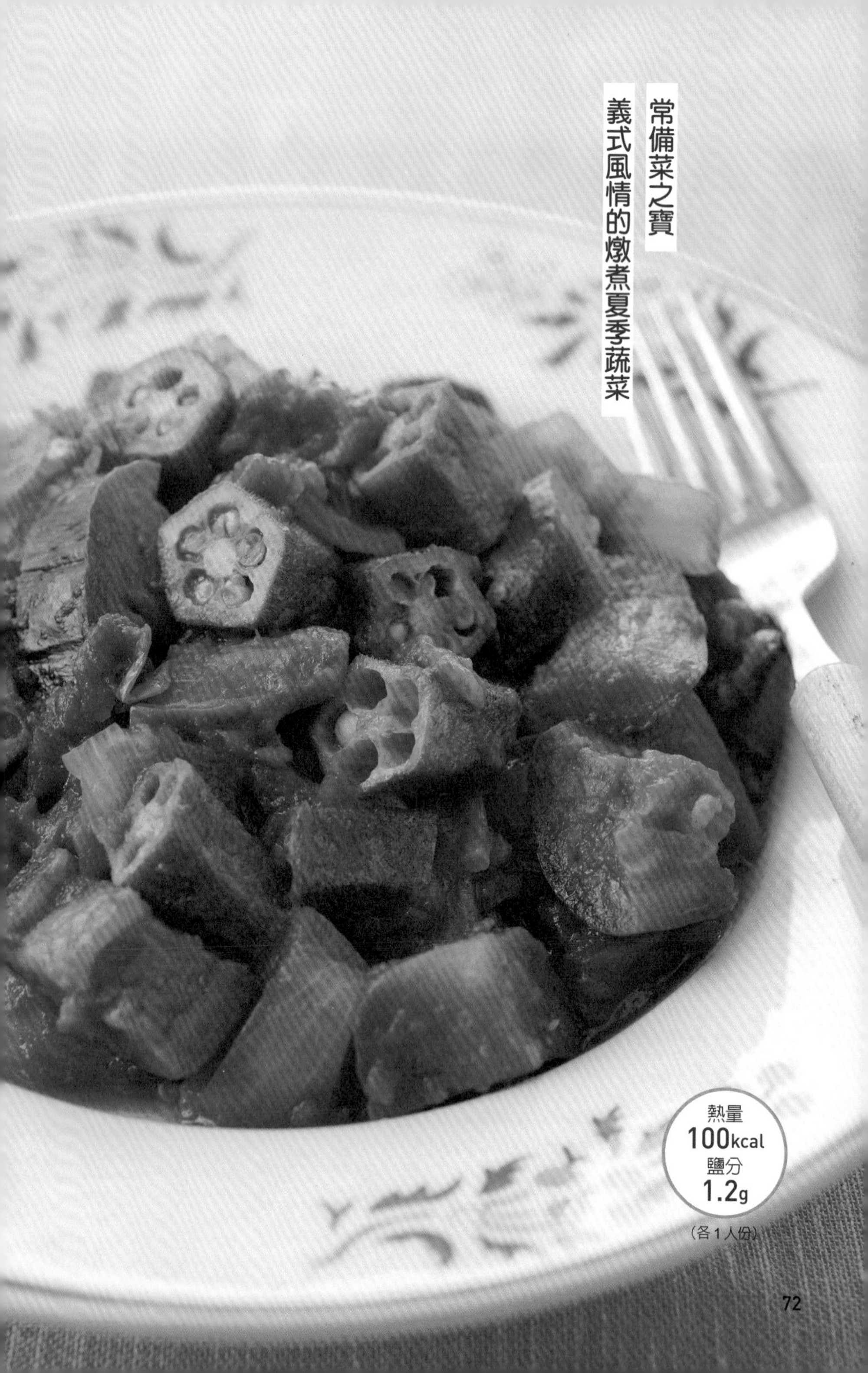

熱量
100kcal
鹽分
1.2g

（各1人份）

義式秋葵茄子燉菜

材料（2人份）

秋葵……6 根
茄子……2 條
洋蔥……⅓個
橄欖油……2 小匙

A
- 番茄罐頭（水煮）……200g
- 高湯粉……½ 小匙
- 伍斯特醬……2 小匙
- 鹽……1 撮
- 胡椒……少許

作法

1. 將秋葵切成1.5公分寬。茄子、洋蔥切成1公分丁狀。
2. 於鍋中放入橄欖油、洋蔥，以中火拌炒，洋蔥呈現透明時加入秋葵、茄子，拌炒至食材出現光澤。
3. 加入材料A，以中大火拌炒至湯汁收乾。

泰式涼拌秋葵茄子

材料（2人份）

秋葵……6 根
茄子……2 根

A
- 魚露……2 小匙
- 檸檬汁……1 大匙
- 寡糖……1 小匙
- 橄欖油……1 小匙
- 紅辣椒（切小片）……½ 根

香菜……適量

作法

1. 將秋葵放入沸水汆燙後取出，縱向對切。茄子去蒂，用保鮮膜將其一根根包好，微波（600 瓦）3 分鐘，置涼後除去保鮮膜，縱切成容易食用的大小。
2. 將材料 A 放入碗中混合，加入步驟 1 仔細拌勻後盛盤，以切碎的香菜裝飾。

熱量 49kcal
鹽分 1.4g
（各 1 人份）

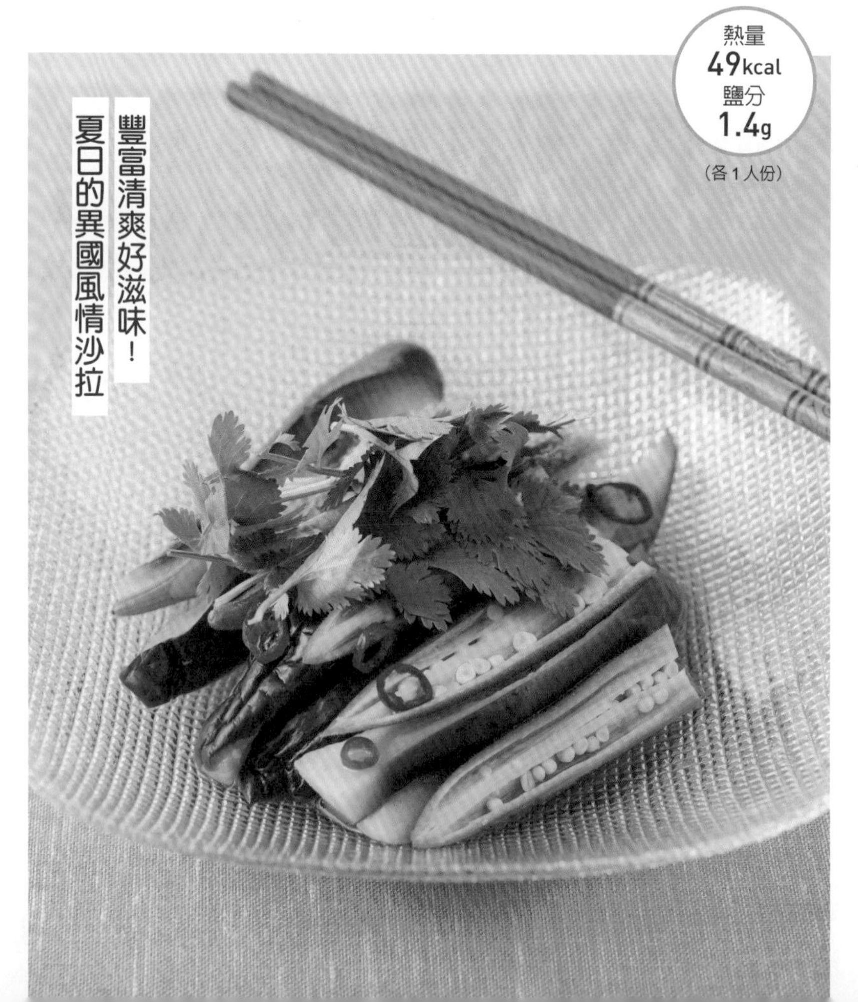

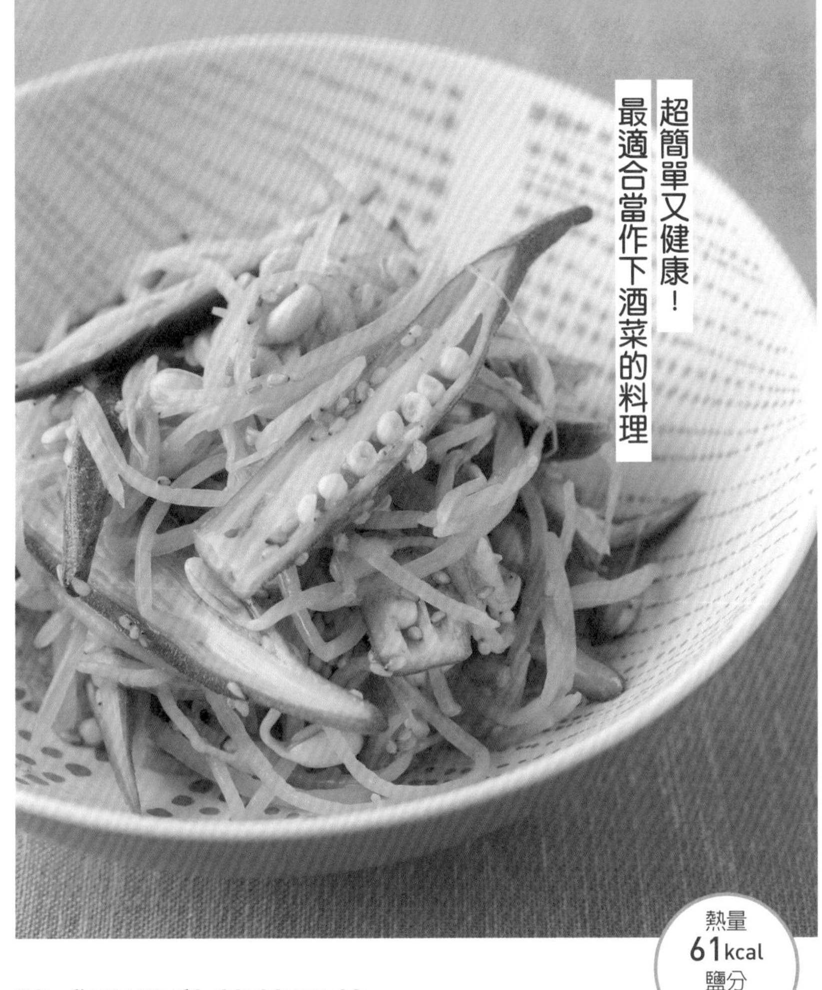

熱量
61kcal
鹽分
1.2g
（各1人份）

韓式涼拌秋葵黃豆芽

材料（2人份）

秋葵……6根
黃豆芽……½袋（100g）
雞高湯粉……½小匙
水……1大匙

A
- 芝麻油…1小匙
- 蒜泥……½小匙
- 鹽……¼小匙
- 熟白芝麻……2小匙

作法

1. 將秋葵縱向對切。
2. 於耐熱容器中放入黃豆芽，加入雞高湯粉和水輕輕混合，稍微蓋上保鮮膜，微波（600瓦）2分鐘。取出後加入秋葵，再加熱1分30秒。
3. 將材料A放入碗中混合，加入去除水分的步驟2拌勻。

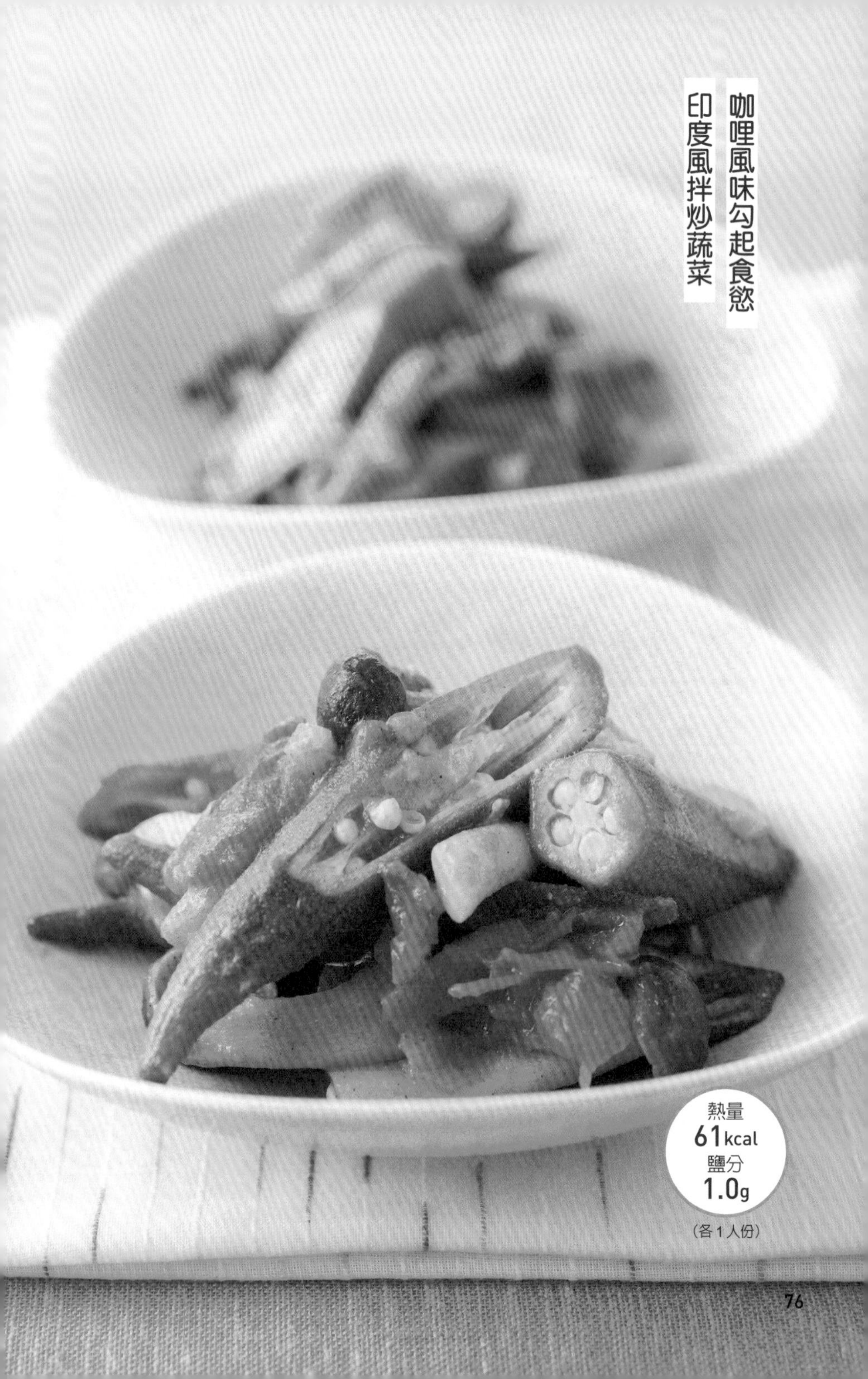
咖哩風味勾起食慾
印度風拌炒蔬菜
熱量
61kcal
鹽分
1.0g
（各1人份）

印度風秋葵炒鴻禧菇

材料（2人份）

秋葵……6根

鴻禧菇……1包（80g）

番茄……½顆

A
- 橄欖油……½大匙
- 蒜頭（切末）……½瓣
- 咖哩粉……½小匙

B
- 鹽……⅓小匙
- 胡椒……少許
- 白葡萄酒……1大匙

作法

1. 將秋葵斜向對切。鴻禧菇去除底部，剝成小朵。番茄切成1公分丁狀。
2. 於平底鍋內放入材料A及番茄，以中火拌炒。
3. 待番茄煮軟後，加入秋葵、鴻禧菇及材料B。繼續拌炒至湯汁收乾。

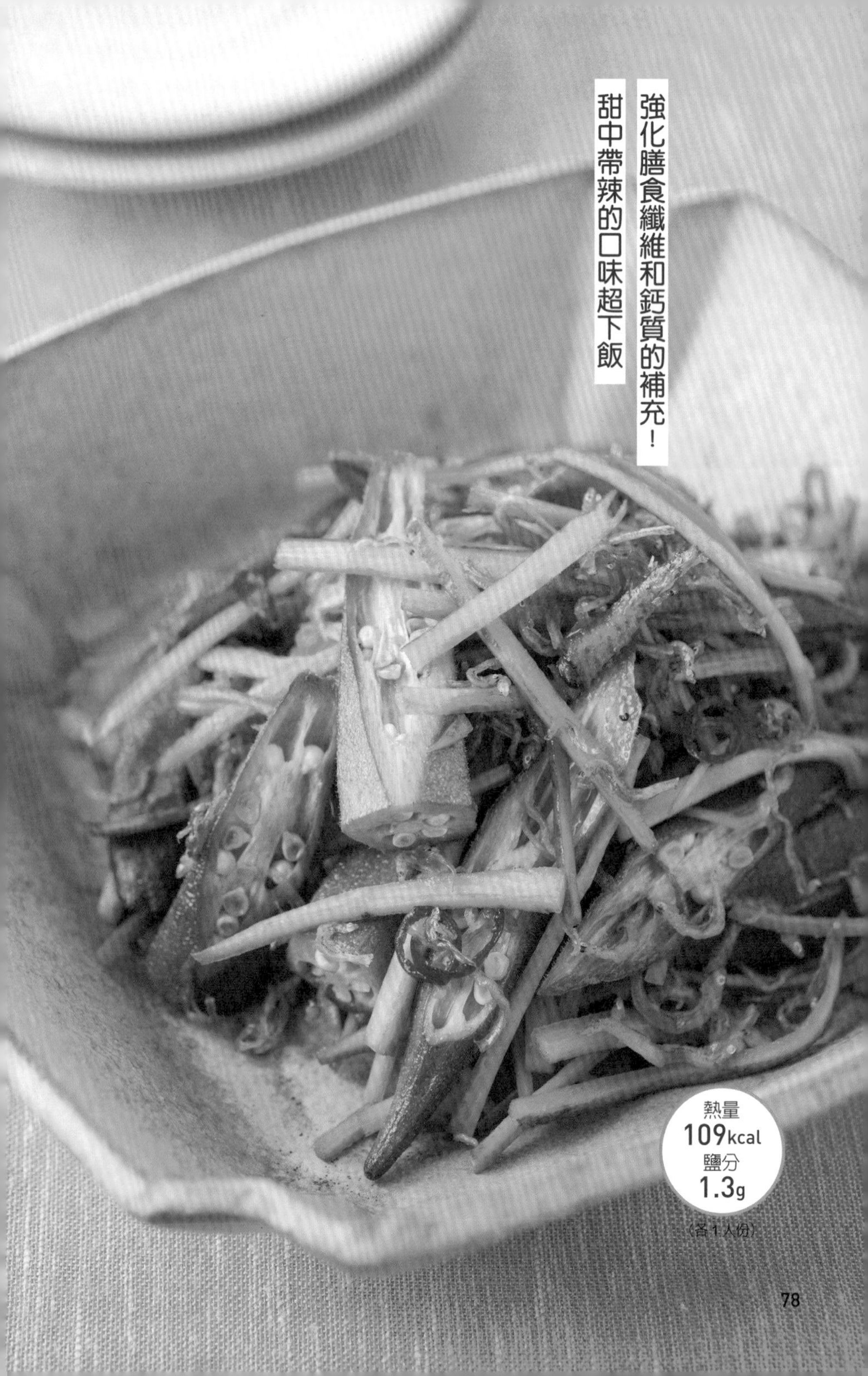
強化膳食纖維和鈣質的補充！
甜中帶辣的口味超下飯
熱量
109kcal
鹽分
1.3g
（各1人份）

金平秋葵牛蒡魩仔魚

材料（2人份）

秋葵……6 根
牛蒡……½ 根
芝麻油……½ 大匙
魩仔魚乾……20g
紅辣椒（切片）……½ 根

A
- 味醂……2 小匙
- 醬油……½ 大匙
- 料理酒……1 大匙

作法

1. 將秋葵斜切3-4等分。牛蒡切成長5公分的細絲。
2. 於平底鍋內注入芝麻油，以中火加熱，加入步驟1拌炒。待食材出現光澤後，加入魩仔魚乾和紅辣椒繼續拌炒。
3. 加入材料A，炒至湯汁收乾。

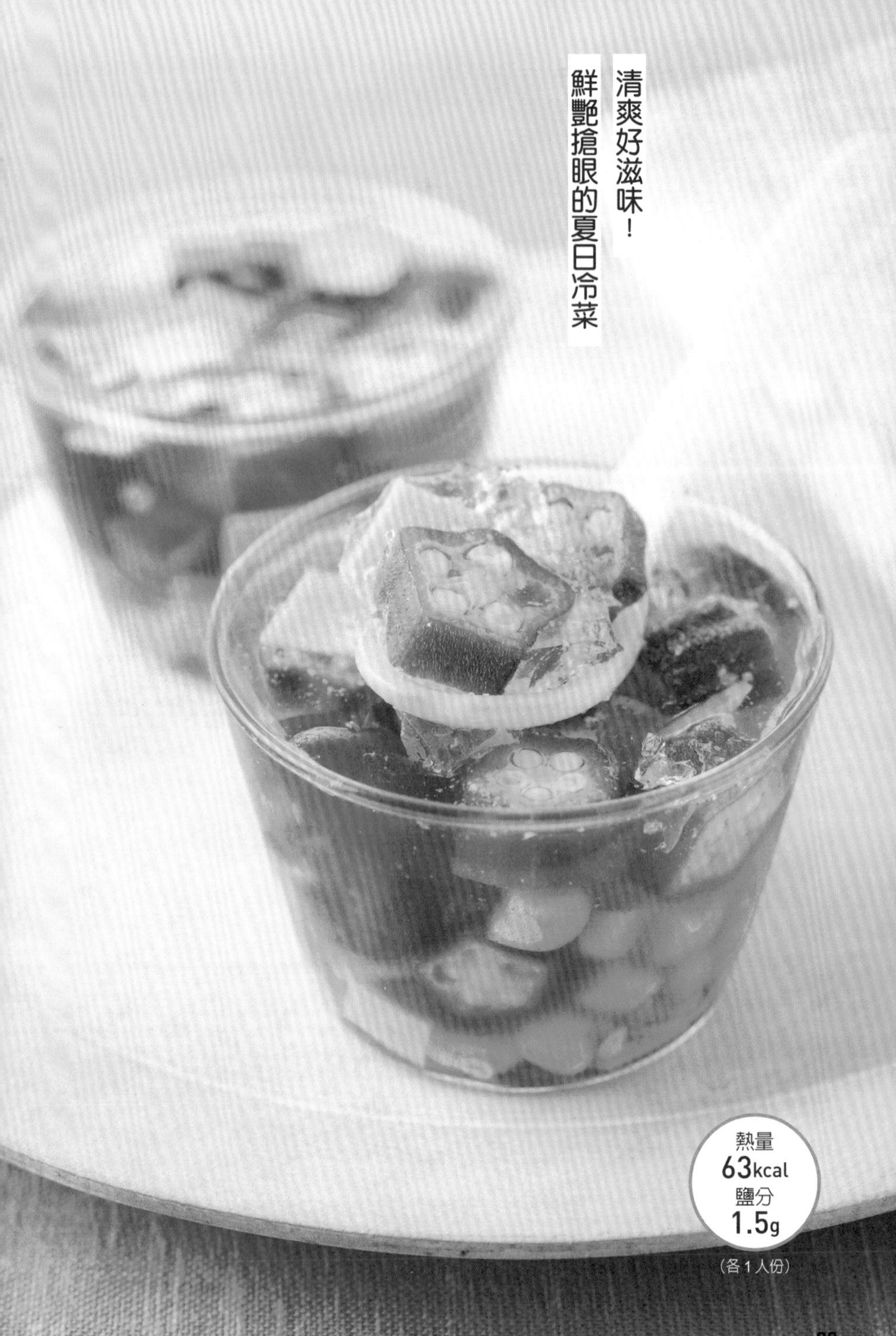

清爽好滋味！
鮮艷搶眼的夏日冷菜

熱量
63kcal
鹽分
1.5g
（各1人份）

秋葵蔬菜凍

材料（2杯份）※一杯＝200毫升

秋葵……4根
小番茄……3顆
火腿……2片
吉利丁粉……1包（5g）
水……2大匙

A
- 玉米粒……1大匙
- 高湯粉、味醂……各½小匙
- 水……1杯
- 醬油……1小匙
- 鹽……少許

作法

1. 將秋葵放入沸水汆燙後取出切成小塊。小番茄切半。火腿切成5公釐丁狀。將吉利丁粉撒入適量水中，攪拌使其濕潤。
2. 於杯中平均放入步驟1和玉米粒。
3. 於鍋中倒入材料A，煮滾後關火，加入吉利丁攪拌至溶解。
4. 將步驟3注入步驟2，放入冷藏2小時冷卻定形。

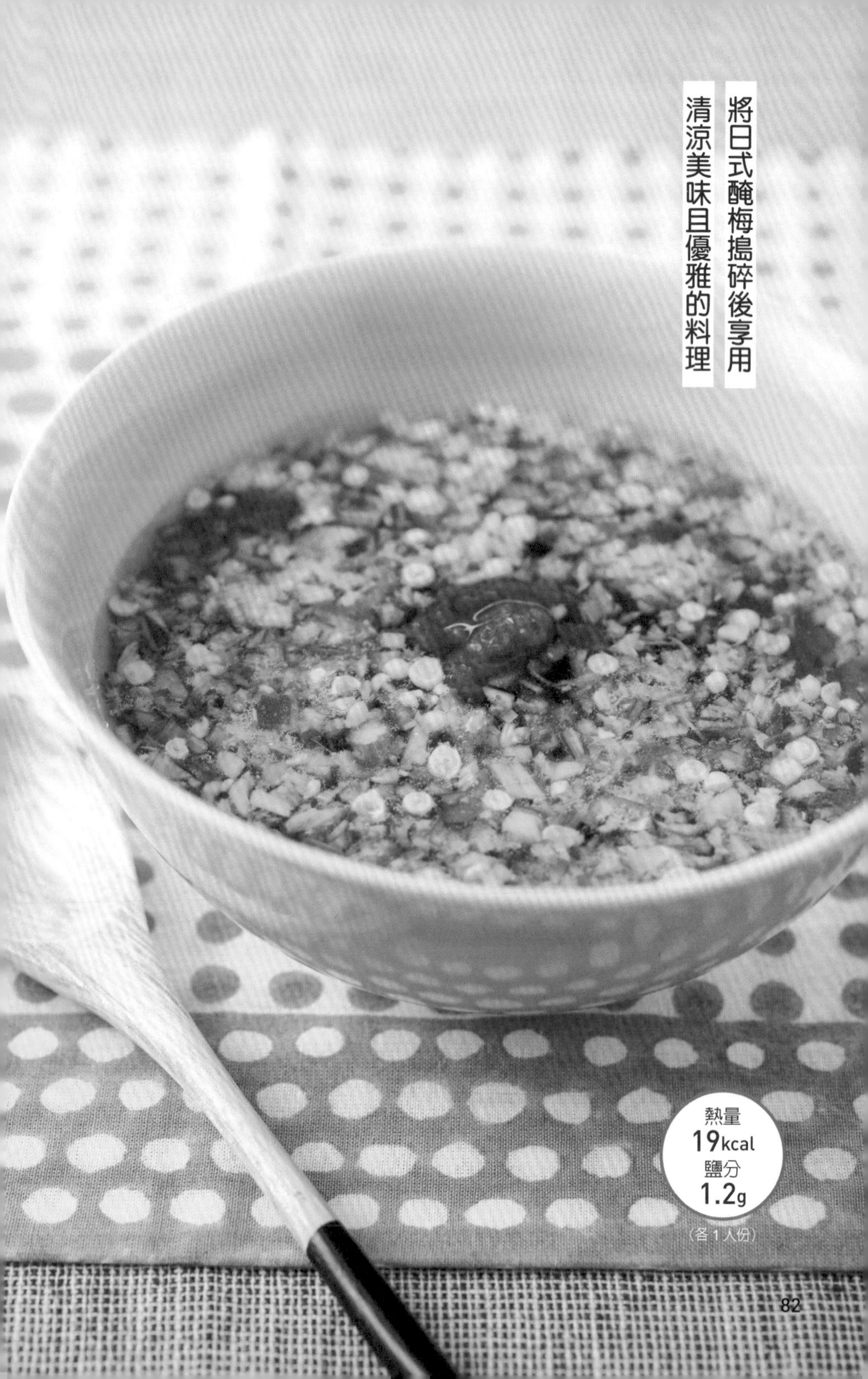
將日式醃梅搗碎後享用
清涼美味且優雅的料理
熱量
19kcal
鹽分
1.2g
（各1人份）

秋葵梅肉冷湯

材料（2人份）

秋葵……8根

日式醃梅……1顆

A
- 高湯……1杯
- 薑末……1小匙
- 味醂……½小匙
- 鹽……少許

作法

1. 將秋葵放入沸水快速汆燙後取出，切碎。
2. 將材料A放入碗中混合，加入步驟1拌勻後盛入碗中。
3. 日式醃梅去籽，用刀面將梅肉壓成泥，置於步驟2上方。

秋葵酪梨味噌湯

材料（2人份）

秋葵……4 根

酪梨……½ 個

烤海苔……⅓ 片

高湯……1½ 杯

味噌……1 大匙

作法

1. 將海苔撕碎放入容器。
2. 秋葵切小塊。酪梨去籽，切成1公分丁狀。
3. 於鍋中注入高湯煮滾，加入秋葵、酪梨煮約2分鐘。
4. 先關火加入味噌溶解，再開火稍微加熱，注入步驟1的容器。

熱量
93kcal
鹽分
1.3g
（各1人份）

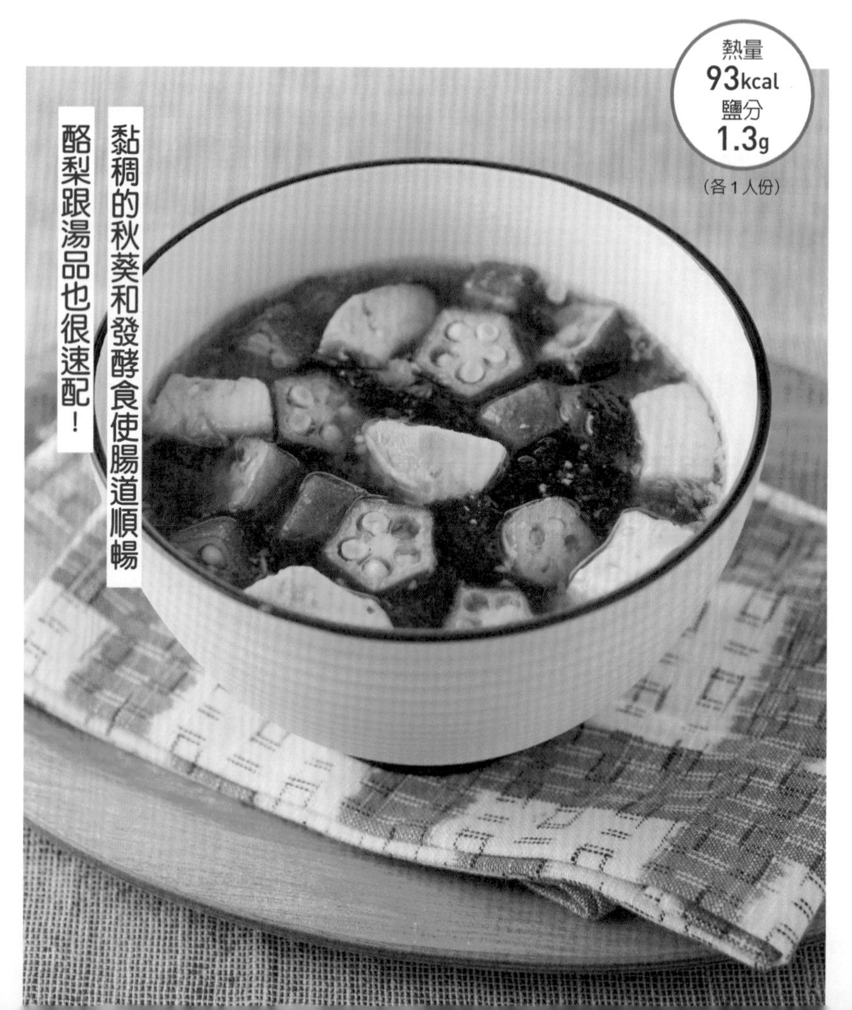
黏稠的秋葵和發酵食使腸道順暢
酪梨跟湯品也很速配！

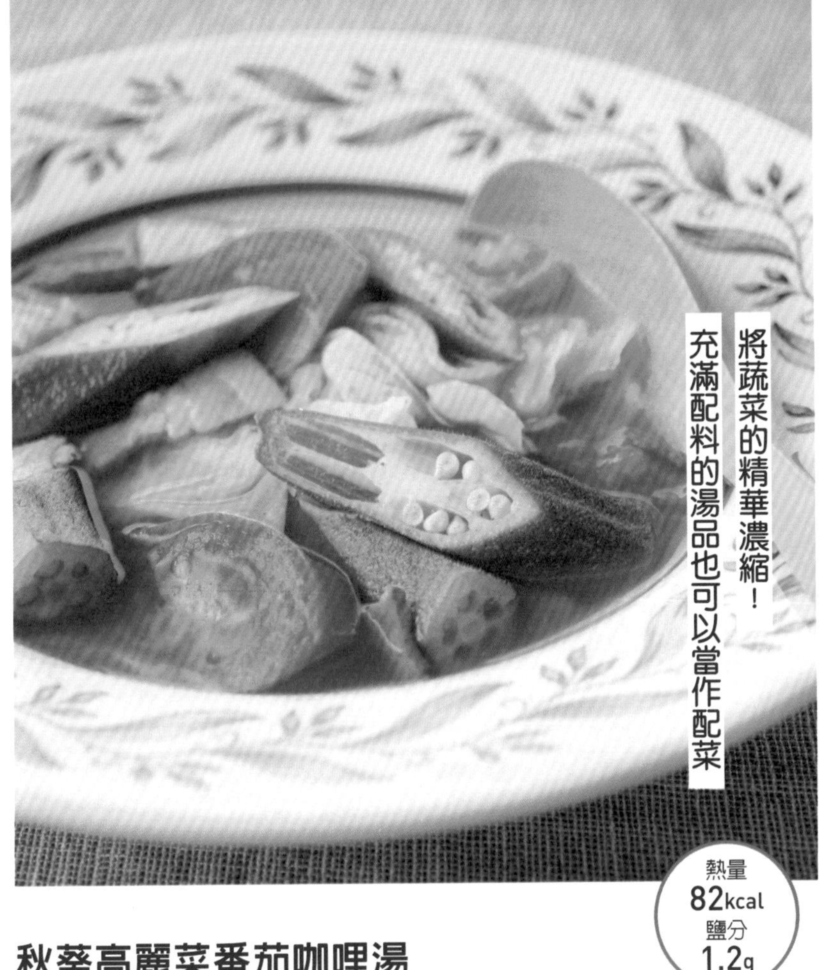
將蔬菜的精華濃縮！
充滿配料的湯品也可以當作配菜

熱量
82kcal
鹽分
1.2g
（各1人份）

秋葵高麗菜番茄咖哩湯

材料（2人份）

秋葵……4根
高麗菜……2片
番茄……½顆
培根……1片
水……2杯
A
咖哩粉…½大匙
高湯粉……1小匙
味醂……½小匙
鹽、胡椒……各少許

作法

1. 將秋葵斜切3-4等分。高麗菜略切。番茄切瓣。培根切成寬1公分。
2. 於鍋中放入水、材料A及培根，以中火煮滾。
3. 加入秋葵、高麗菜、番茄，再煮3分鐘，以鹽和胡椒調味。

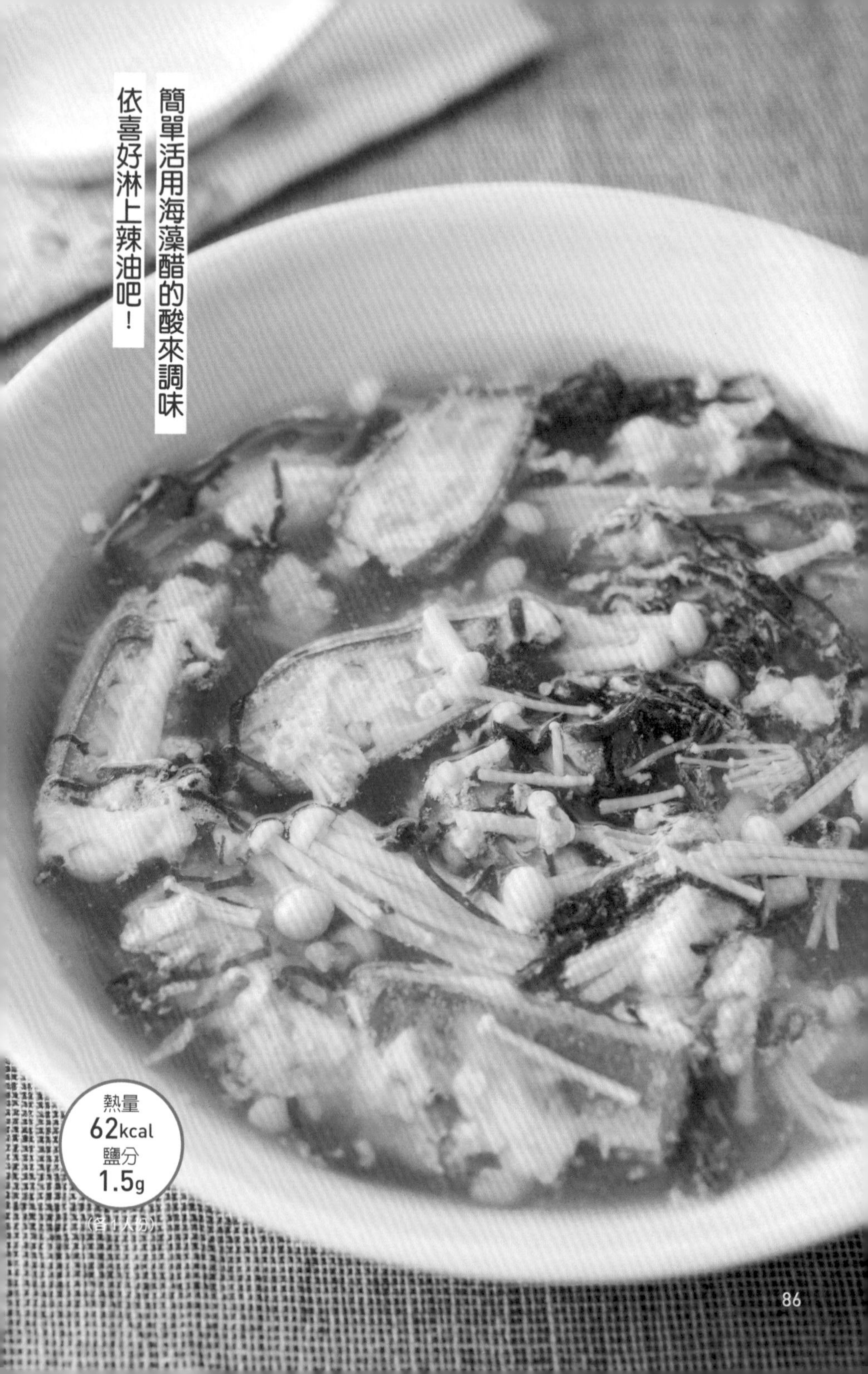
簡單活用海藻醋的酸來調味
依喜好淋上辣油吧！
熱量
62kcal
鹽分
1.5g
（各1人份）

秋葵海藻醋創意酸辣湯

材料（2人份）

秋葵……4根

金針菇……¼包

蛋……1顆

A 水……2杯

A 雞高湯粉……½小匙

海藻醋……2包（100g）

醬油……少許

辣油……適量

作法

1. 將秋葵斜切3-4等分。金針菇去除底部，對切後撕開。蛋打散備用。
2. 於鍋中放入材料A、金針菇，以中火加熱，煮滾後加入秋葵。
3. 加入海藻醋後稍微煮滾，再以醬油調味。用筷子攪拌湯汁，並同時倒入蛋液，待蛋液呈半熟狀態時關火，盛入碗中。依喜好添加辣油。

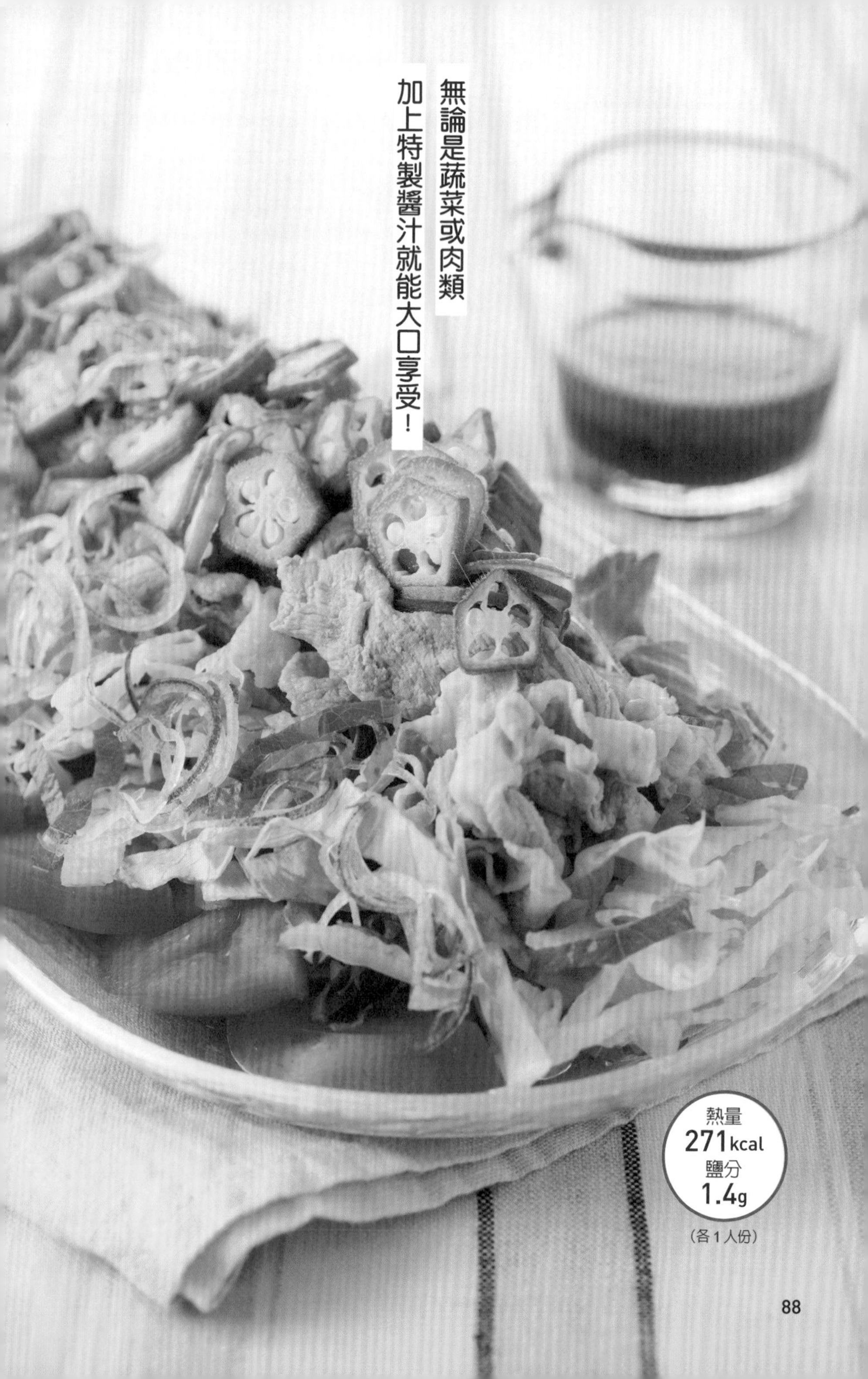
無論是蔬菜或肉類
加上特製醬汁就能大口享受！
熱量
271kcal
鹽分
1.4g
（各1人份）

主菜

秋葵與夏季蔬菜涮豬肉

材料（2人份）

秋葵……8根

豬里肌（涮煮用）……140g

萵苣……½顆

紫蘇……6片

番茄……1顆

茗荷……1個

A
- 橘醋醬油……3大匙
- 磨碎白芝麻……1大匙
- 橄欖油……1小匙

作法

1. 將萵苣和紫蘇切絲。番茄切半圓片。茗荷切絲。
2. 將秋葵放入沸水汆燙，取出瀝乾，稍微放涼後切小塊。
3. 將豬里肌攤開，放入步驟2的沸水涮煮，待顏色改變即可取出瀝乾。
4. 於容器內放入步驟1，再放上步驟2、3，拌入材料A。

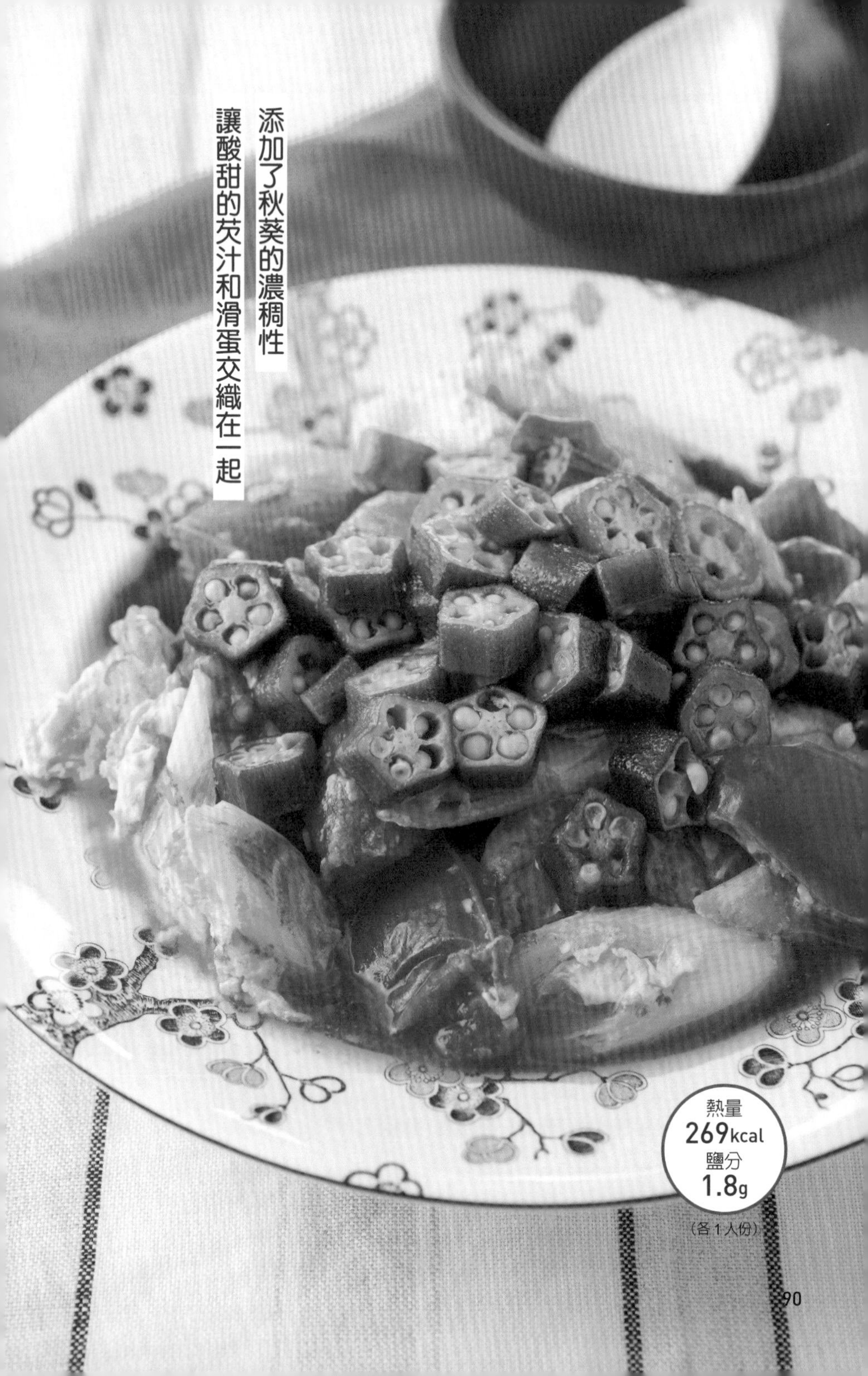
添加了秋葵的濃稠性
讓酸甜的芡汁和滑蛋交織在一起
熱量
269kcal
鹽分
1.8g
（各 1 人份）

中式秋葵蝦仁滑蛋

材料（2人份）
秋葵……6 根
蝦仁……80g
料理酒、太白粉……各 1 小匙
蔥……1 根
番茄……1 顆
蛋……3 顆
芝麻油……1 大匙
A ┌雞高湯粉、太白粉……各 ½ 小匙
　│醬油、味醂……各 2 小匙
　└水……¼ 杯

作法

1. 將秋葵切成1公分寬。用廚房紙巾拭去蝦仁的水分，以料理酒和太白粉醃漬。蔥斜切成小段。番茄略切成一口大小。蛋打散備用。
2. 於平底鍋內注入芝麻油，以中火加熱，放入蔥段快炒，再加入蝦仁拌炒混合。待食材煮熟後，加入番茄繼續拌炒。
3. 轉大火，倒入蛋液，大力攪拌至蛋呈現半熟狀態，盛盤。
4. 將平底鍋擦拭乾淨，倒入混合的材料A。煮滾後加入秋葵，湯汁變濃稠時，淋在步驟3上方。

秋葵鮭魚和風沙拉

材料（2人份）

秋葵……8 根
生鮭魚……2 片（160g）
小番茄……6 顆
生海帶芽……40g
皺葉萵苣……4 片
紫蘇……5 片
鹽……少許
芝麻油……1 大匙

A
- 薑末……1 小匙
- 醬油……1½ 大匙
- 味醂……2 小匙
- 醋……1 大匙

作法

1. 將小番茄切半。海帶芽切成容易食用的大小。皺葉萵苣和紫蘇撕成一口大小。
2. 將秋葵斜向對切。用廚房紙巾拭去鮭魚的水分，片成四等分，撒上鹽巴。
3. 於平底鍋內加熱芝麻油，整齊地放入鮭魚將兩面煎熟，於空隙處加入秋葵拌炒。
4. 將材料 A 放入碗中混合，加入步驟 1、3 拌勻，即可盛盤。

熱量 223kcal
鹽分 2.6g
（各 1 人份）

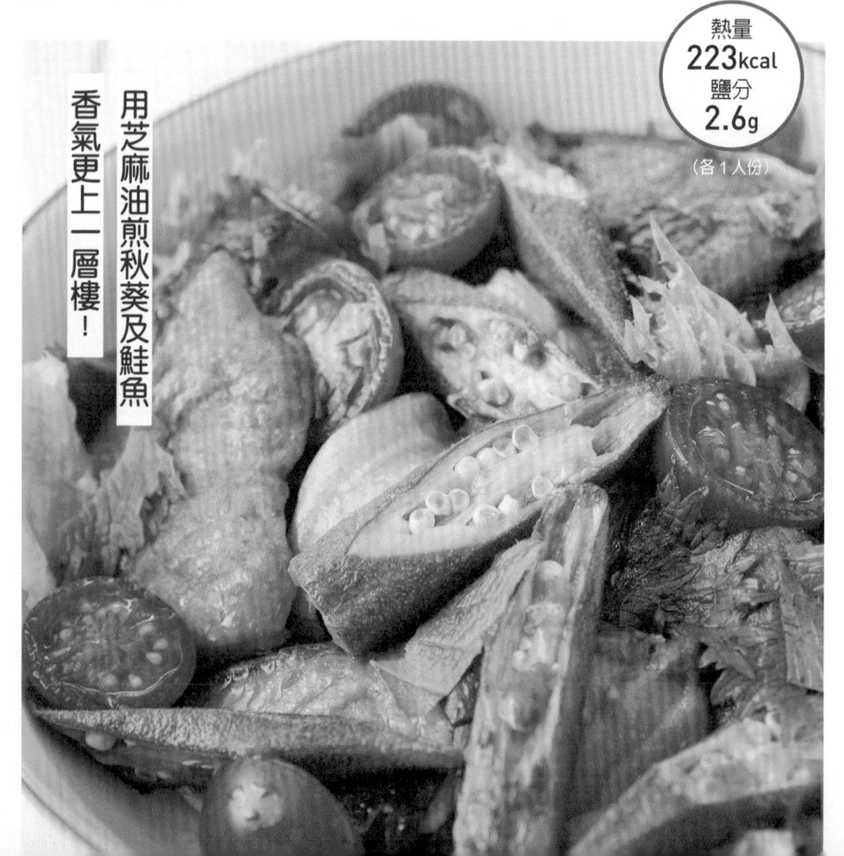

主菜

主菜

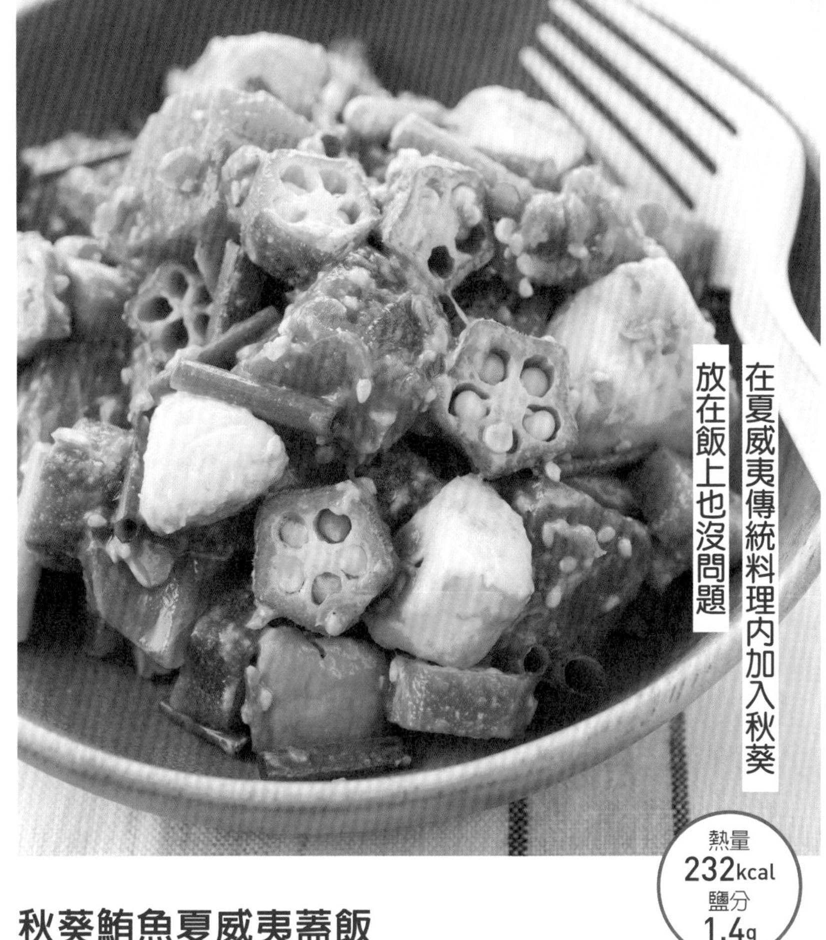
在夏威夷傳統料理內加入秋葵
放在飯上也沒問題

熱量
232kcal
鹽分
1.4g
（各1人份）

秋葵鮪魚夏威夷蓋飯

材料（2人份）

秋葵……8 根
鮪魚（生魚片用）……1 片（100g）
酪梨……1 顆
萬能蔥……6 根
A
- 洋蔥（切碎）……⅙個
- 醬油……1 大匙
- 味醂、檸檬汁……各 1 小匙
- 辣油……½ 小匙

熟白芝麻……2 小匙

作法

1. 將秋葵放入沸水快速汆燙，取出後切成1.5公分。鮪魚切成1.5公分丁狀。酪梨去籽，切成1.5公分丁狀。萬能蔥切成寬1.5公分。
2. 將材料A放入碗中混合，加入酪梨攪拌至表面出現黏性。
3. 於步驟2加入秋葵、鮪魚、萬能蔥和白芝麻拌勻。

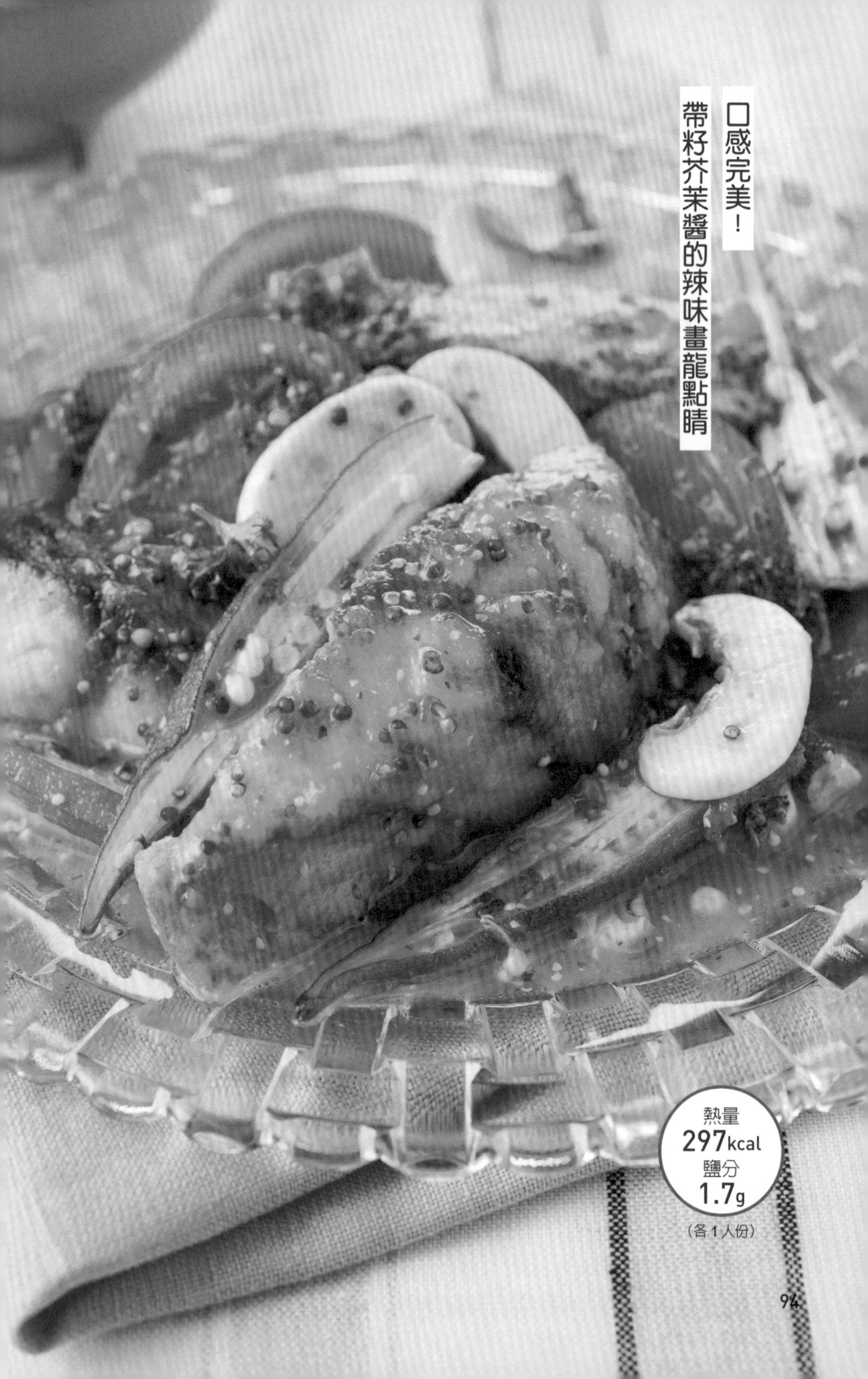
口感完美！
帶籽芥茉醬的辣味畫龍點睛
熱量
297kcal
鹽分
1.7g
（各1人份）

番茄醋漬秋葵鯖魚

材料（2人份）
秋葵……6 根
生鯖魚……一片（180g）
鹽、胡椒……各少許
太白粉……適量
蘑菇（白）……4 個
番茄……1½ 顆

A
- 白葡萄酒醋（普通醋亦可）……¼ 杯
- 楓糖（寡糖亦可）1 大匙
- 鹽……⅓ 小匙
- 帶籽芥末醬……2 小匙
- 水……¼ 杯

橄欖油……1 大匙
洋香菜（切碎）……1 大匙

作法

1. 將秋葵縱向對切。鯖魚片成6等分，撒上鹽巴、胡椒、太白粉。蘑菇切薄片。將1顆番茄切瓣。
2. 剩餘的番茄放入大碗磨碎，加入材料A混合，放入蘑菇醃漬。
3. 於平底鍋內注入橄欖油，以中火加熱，整齊地放入鯖魚將兩面煎熟，放入步驟2醃漬。
4. 將秋葵放入空的平底鍋快速翻炒，加入步驟2。
5. 將番茄及洋香菜加入步驟2混合，用保鮮膜密封，於冷藏醃漬1小時以上。

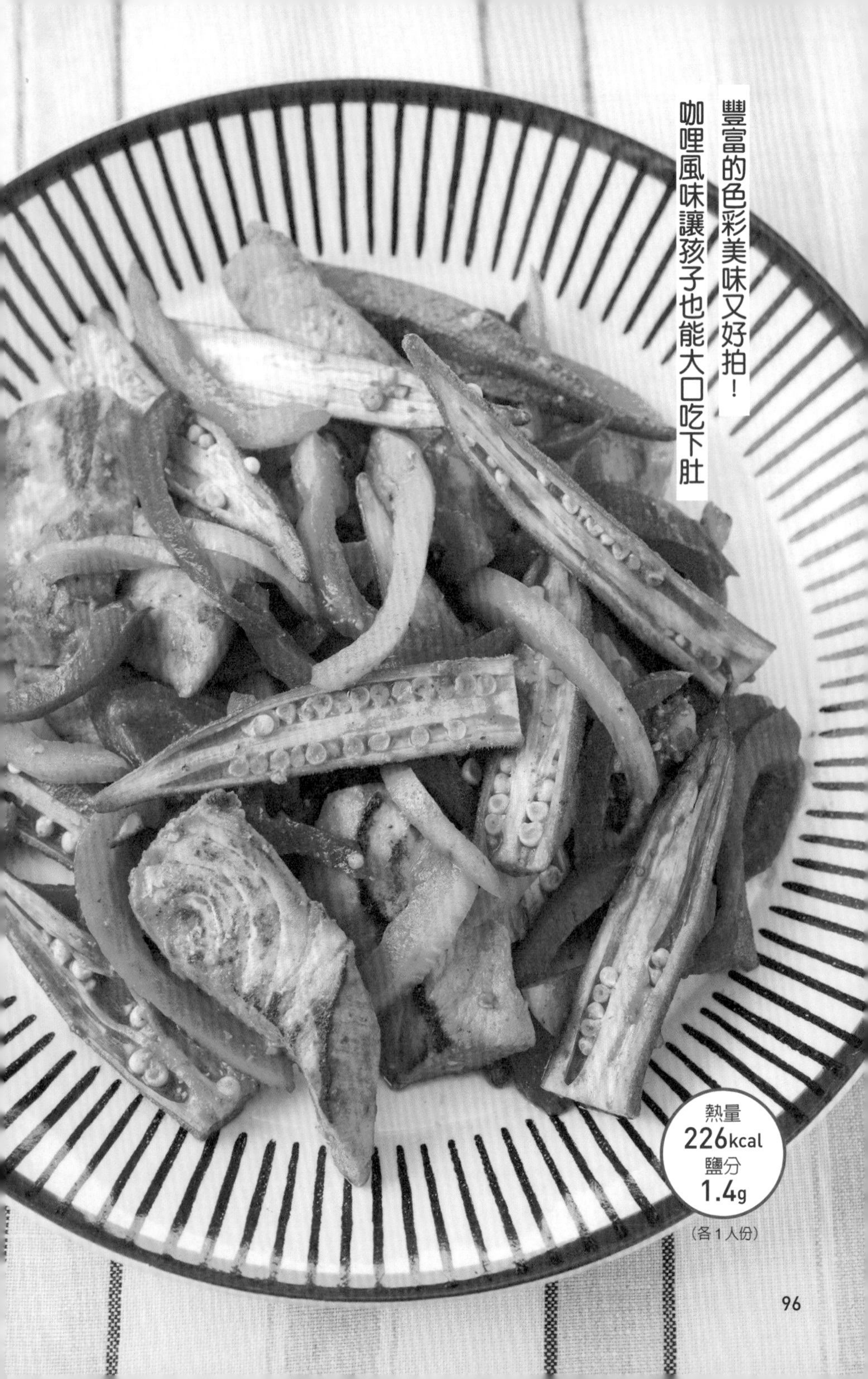
豐富的色彩美味又好拍！
咖哩風味讓孩子也能大口吃下肚
熱量
226kcal
鹽分
1.4g
（各1人份）

咖哩風味秋葵旗魚

材料（2人份）

秋葵……8 根

生旗魚……2 片（180g）

A
- 蒜泥……½ 小匙
- 番茄醬、白葡萄酒……各 1 大匙
- 咖哩粉……½ 大匙
- 鹽……⅓ 小匙

甜椒（黃與紅）……各 ½ 顆

橄欖油……2 小匙

作法

1. 將秋葵縱向對切。旗魚切成容易食用的大小，放入混合的材料 A 醃漬 20-30 分鐘。甜椒切成細條。
2. 於平底鍋內注入橄欖油，以大火加熱，將步驟 1 連同醬汁一同加入拌炒。
3. 待食材煮熟後，加入秋葵及甜椒，拌炒至湯汁收乾。

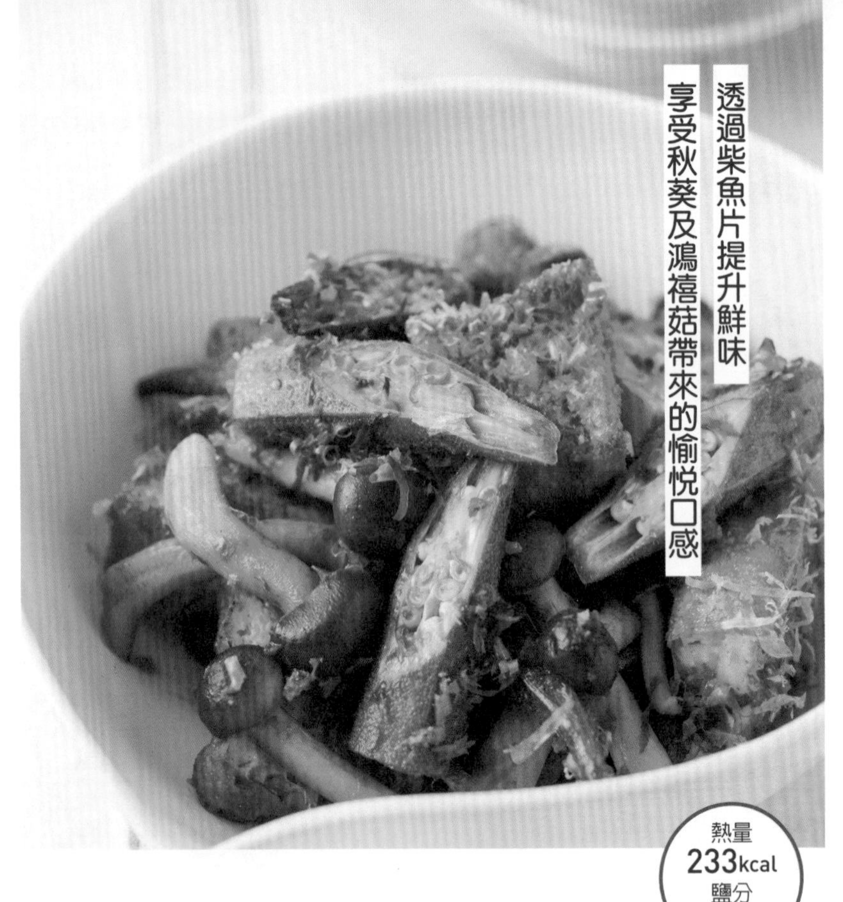
透過柴魚片提升鮮味
享受秋葵及鴻禧菇帶來的愉悅口感

熱量
233kcal
鹽分
1.3g
（各1人份）

秋葵炒柴魚油豆腐

材料（2人份）

秋葵……8根
油豆腐……1片（200g）
鴻禧菇……1包（80g）
芝麻油……½大匙
A ┌料理酒、醬油……各1大匙
　└味醂……2小匙
柴魚片……1包（4g）

作法

1. 將秋葵斜向對切。油豆腐來回泡入熱水去油，用廚房紙巾吸去水分，縱向對切後，切成1公分寬。鴻禧菇去除底部，剝成小朵。
2. 於平底鍋內注入芝麻油，以中火加熱，放入油豆腐、鴻禧菇拌炒。
3. 炒至上色後，加入秋葵快速拌炒，拌入材料A和柴魚片後即可盛盤。

麻婆秋葵茄子豆芽菜

材料（2人份）

秋葵……6 根

茄子……2 條

豆芽菜……½ 袋（100g）

芝麻油……1 小匙

豬絞肉……120g

豆瓣醬……1 小匙

生薑（切碎）……1 片

蔥（切碎）……⅓ 根

A
- 味噌、料理酒……各 1 大匙
- 醬油、味醂……各 1 小匙
- 水……1 杯

太白粉、水……各 2 小匙

作法

1. 將秋葵斜向對切。茄子去蒂後橫向對切，再縱向切成6等分。
2. 於平底鍋內注入芝麻油，以中火加熱，加入豬絞肉和豆瓣醬，炒至豬肉變色。加入生薑和蔥拌炒，均勻融合後加入混合的材料A。
3. 煮滾1分鐘後，加入步驟1及豆芽菜，再煮2-3分鐘。
4. 將太白粉溶於水中，加入步驟3，使材料混合均勻產生勾芡口感。

熱量
240kcal
鹽分
1.9g
（各1人份）

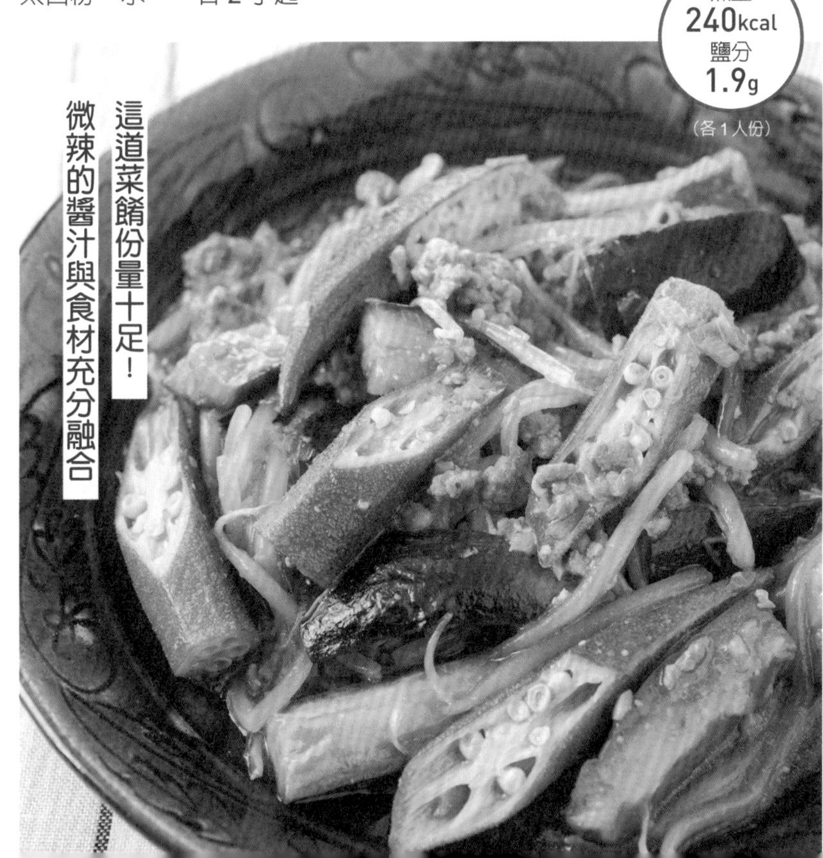
這道菜餚份量十足！
微辣的醬汁與食材充分融合

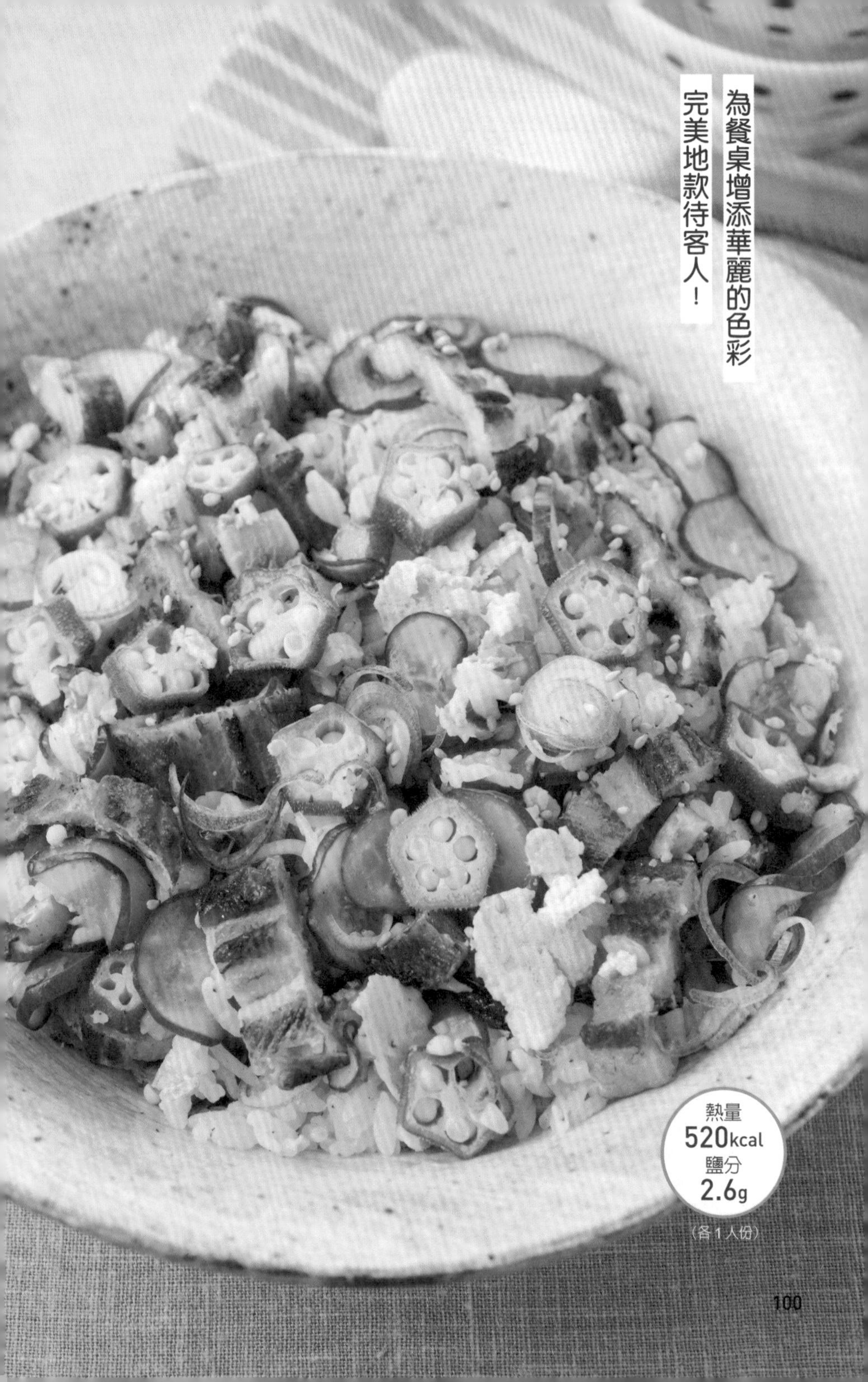
為餐桌增添華麗的色彩
完美地款待客人！
熱量
520kcal
鹽分
2.6g
（各1人份）

秋葵散壽司

材料（2人份）

秋葵……6 根
小黃瓜……1 根
鹽……少許
蒲燒鰻魚……100g（或 1 串）
茗荷……2 個
蛋……2 顆

A
- 醋……2 大匙
- 寡糖……½ 大匙
- 鹽……½ 小匙

熟白芝麻……2 小匙

作法

1. 將秋葵放入沸水快速汆燙，取出後切成小塊。小黃瓜切薄片，撒上鹽輕輕搓揉，軟化後將多餘水分擠出。除去蒲燒鰻魚的竹籤，切成寬度 1 公分。茗荷切絲。
2. 於耐熱碗中將蛋打散，稍微蓋上保鮮膜，微波（600 瓦）1 分鐘，取出後立即攪拌，做成雞蛋鬆。
3. 將溫熱的飯盛入碗中，淋上材料 A，用拌切的方式混合。
4. 加入步驟 1 和白芝麻，約略拌勻即可。

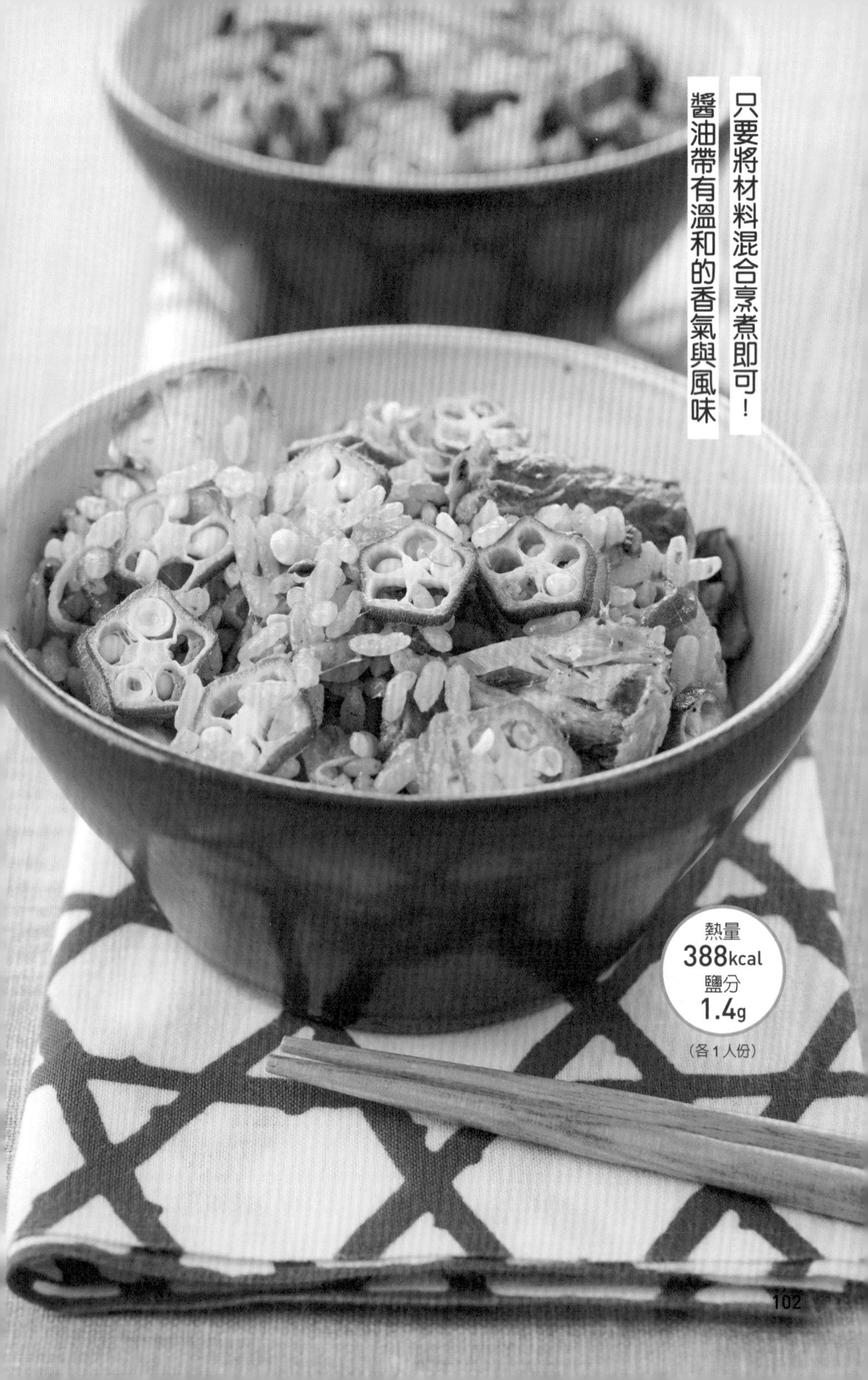
只要將材料混合烹煮即可！
醬油帶有溫和的香氣與風味
熱量
388kcal
鹽分
1.4g
（各1人份）

秋葵水煮鯖魚炊飯

材料（4人份）

秋葵……6根

鯖魚罐頭（水煮）……1罐（190g）

舞菇……1包（100g）

白米……300g

A
- 料理酒、味醂……各1大匙
- 醬油……1½大匙

生薑（切絲）……1片

作法

1. 將秋葵切薄片。舞菇撕成小片。
2. 將洗淨的米放入電鍋，加入鯖魚罐頭湯汁、材料A和生薑，加水（另備）至電鍋上兩杯米的刻度，攪拌混合。
3. 依序放入舞菇、鯖魚，並以平常的模式煮飯。
4. 飯煮好時，加入秋葵稍微混合，蓋上蓋子燜約5分鐘即可盛入碗中。

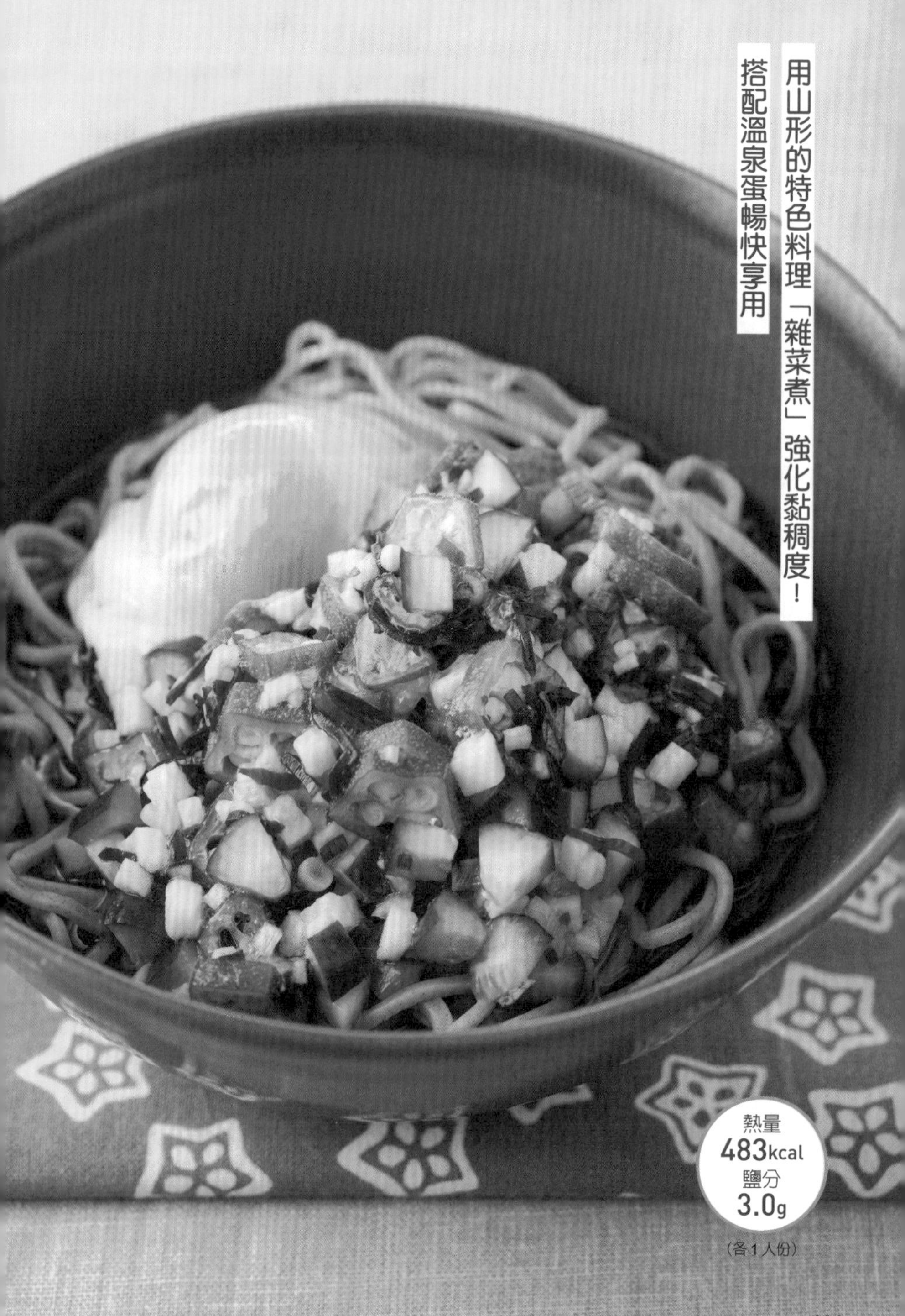
用山形的特色料理「雜菜煮」強化黏稠度！
搭配溫泉蛋暢快享用
熱量
483kcal
鹽分
3.0g
（各1人份）

秋葵山藥蕎麥麵

材料（2人份）

秋葵……6 根
山藥……80g
生蕎麥麵……2 球（240g）
小黃瓜……½ 根
鹽昆布……8g
茗荷……1 個
紫蘇……4 片
生薑……½ 片
橘醋醬油……2 大匙
A 高湯……1 杯
A 味醂、醬油……各 1½ 大匙
溫泉蛋……2 顆

作法

1. 將秋葵切薄片。山藥、小黃瓜切成5公釐丁狀。鹽昆布、茗荷、紫蘇、生薑略切。
2. 將步驟1和橘醋醬油混合。
3. 於鍋中加入材料A，以中火煮滾後關火，置涼。
4. 將一鍋水煮沸，依包裝指示烹煮蕎麥麵，以開水沖洗後瀝乾，盛盤。
5. 於步驟4上方加入步驟2，淋上步驟3，並打上溫泉蛋。

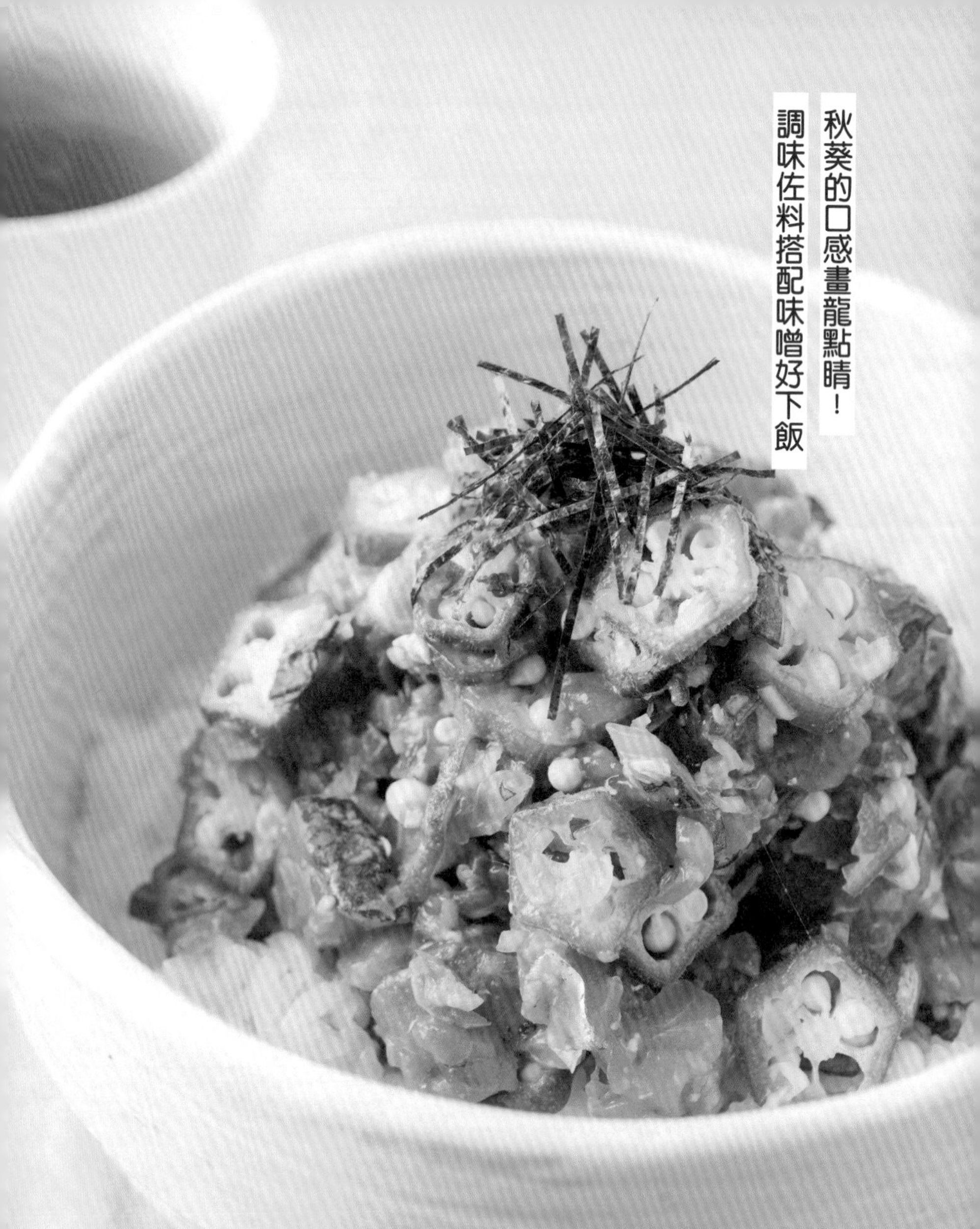

秋葵的口感畫龍點睛！
調味佐料搭配味噌好下飯

熱量
374kcal
鹽分
1.8g
（各1人份）

秋葵鰺魚肉泥丼飯

材料（2人份）

秋葵……6 根
鰺魚（生魚片用）……140g
蔥……½ 根
生薑……½ 片
紫蘇……2 片
A 味噌……1 大匙
A 醬油、醋……各 1 小匙
白飯……300g
海苔絲……適量

作法

1. 蔥、生薑切末。紫蘇切絲。
2. 鰺魚切成泥狀，加入步驟 1、材料 A，用菜刀反覆剁切至混合。
3. 將秋葵放入沸水快速汆燙，取出後切片，加入步驟2拌勻。
4. 於溫熱的米飯放上步驟3，以海苔絲裝飾。

零菜味！充滿果香
有如甜點般好喝順口

比視覺效果更清爽！
生薑的微辣感真是絶妙

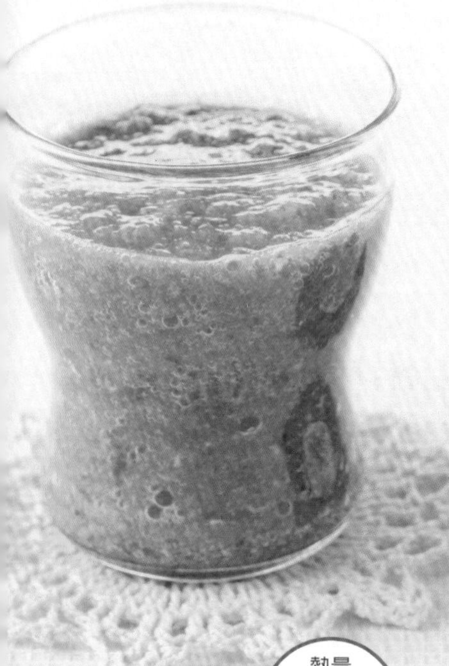

秋葵小松菜薑汁果昔

熱量
63kcal
鹽分
0.0g
（各1人份）

秋葵果昔

熱量
76kcal
鹽分
0.0g
（各1人份）

秋葵小松菜薑汁果昔（左）

材料（2人份）

秋葵……4 根

小松菜……½ 把（100g）

蘋果……½ 顆

生薑……⅓ 片

A
- 水……150 毫升
- 楓糖漿……2 小匙

作法

1. 秋葵切塊。小松菜切段。蘋果去皮切成一口大小。生薑磨末。
2. 於果汁機內放入步驟 1、材料 A，攪打至質地滑順。

秋葵果昔（右）

材料（2人份）

秋葵……4 根

奇異果……1 顆

香蕉……1 根

水……200 毫升

作法

1. 秋葵切塊。奇異果、香蕉切成一口大小。
2. 於果汁機內加入步驟 1 和水，攪打到質地滑順。若不夠甜，可以適量添加楓糖漿。

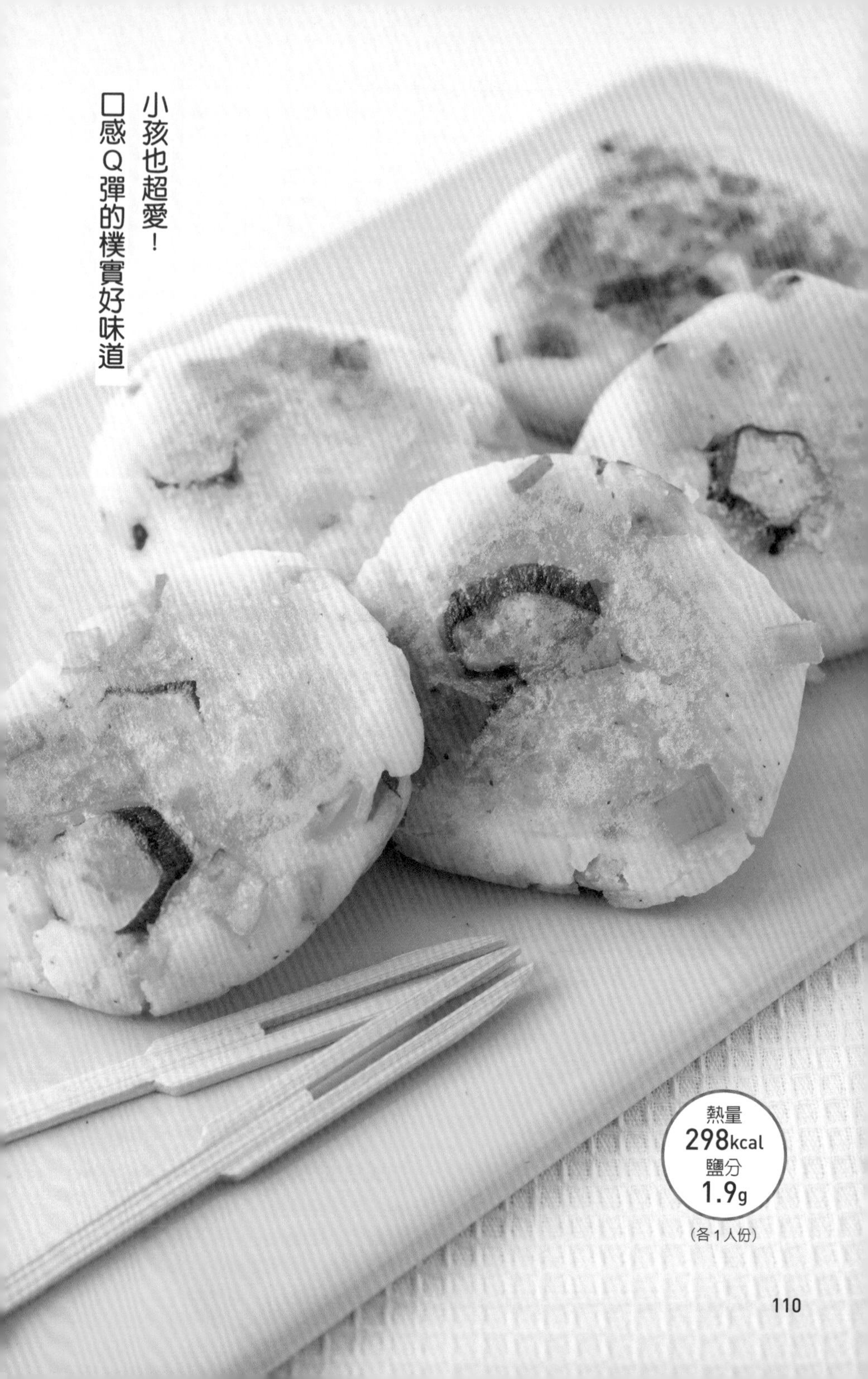

小孩也超愛！口感Q彈的樸實好味道

熱量
298kcal
鹽分
1.9g
（各1人份）

秋葵薯餅

材料（2人份）
秋葵……4 根
馬鈴薯……2 顆
火腿……4 片

A
- 太白粉……4 大匙
- 雞高湯粉……1 小匙
- 鹽、胡椒……各少許

芝麻油……1 大匙

作法

1. 將秋葵切片。火腿切成5公釐丁狀。
2. 馬鈴薯仔細洗淨，保留外皮，用保鮮膜一顆顆包好，微波（600瓦）3分鐘，翻面後再加熱3分鐘。置涼後除去保鮮膜和外皮，放入碗中用叉子壓碎，加入材料A混合均勻。
3. 於步驟2加入步驟1，混合均勻，分成5-6等分，塑形成橢圓形。
4. 於平底鍋內注入芝麻油，以中火加熱，整齊地放入步驟3，將兩面煎至微焦上色。

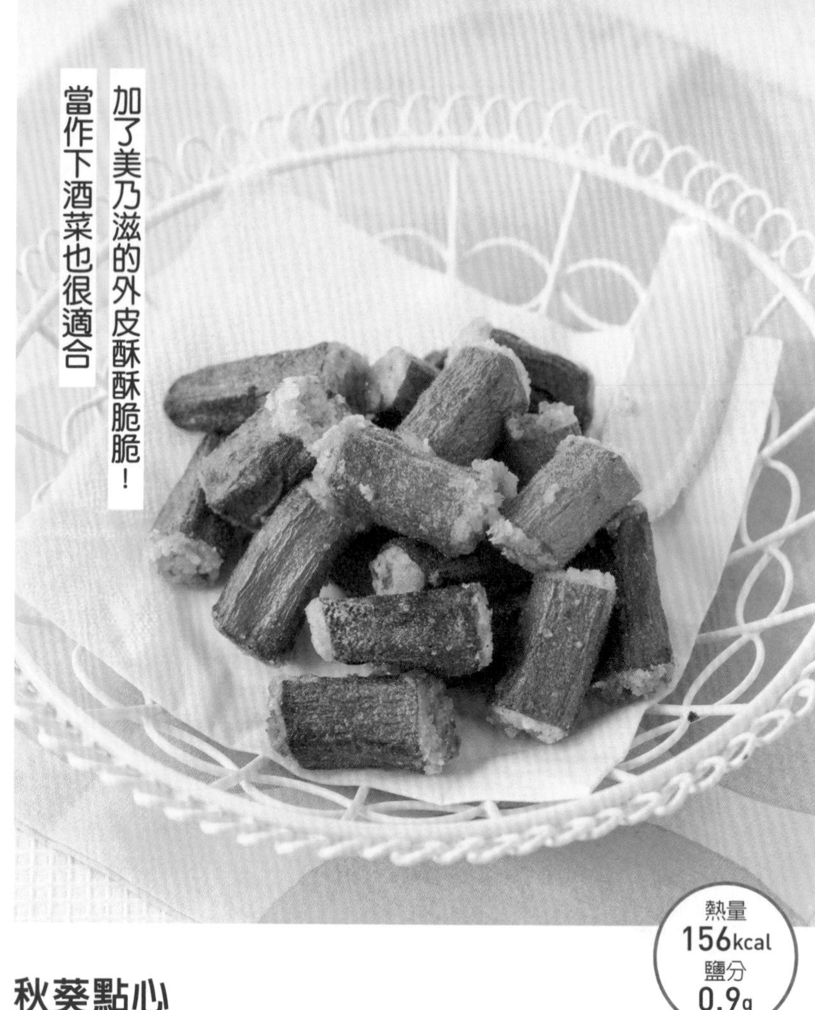
加了美乃滋的外皮酥酥脆脆！
當作下酒菜也很適合

熱量
156kcal
鹽分
0.9g
（各1人份）

秋葵點心

材料（2人份）

秋葵……10 根

A
- 美乃滋……2 小匙
- 咖哩粉……½ 小匙
- 鹽……¼ 小匙

太白粉……4 大匙

油……適量

檸檬角（若有的話）……適量

作法

1. 秋葵切成2公分段狀，與材料A混合攪拌。
2. 將太白粉、步驟1放入塑膠袋，搖一搖使秋葵均勻裹粉。
3. 於鍋內注油，加熱至170℃，放入步驟2炸1-2分鐘至口感酥脆。
4. 瀝油後盛盤，以檸檬角裝飾。擠上檸檬汁即可享用。

第4章

喝秋葵水變健康了！
喜悅的經驗分享

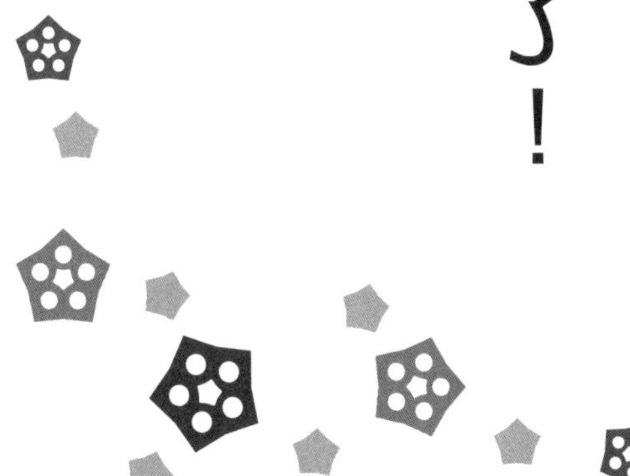

經驗分享

1 頸椎椎間盤突出造成肘部水腫，飲用秋葵水後自然排出！血糖和低密度脂蛋白膽固醇的數值也變正常

福田紳一郎（45歲・男性・上班族）

排出手肘積水，雙手的痠麻感也減輕了！

2019年初左右，我的脖子後方總是無故發癢。2月時，雙手開始出現刺刺的麻痺症狀。

我心想「應該沒事吧」，就這樣擱著不管，到了8月，左邊手肘因水分囤積，而腫成了圓滾滾的樣子。

當時透過熟人介紹，我來到由市橋研一醫師擔任院長的市橋診所。接著，核磁共振檢查的結果，診斷是頸部（脖子）椎間盤突出。而神經似乎受到壓迫，才導致手部產生痠麻感。

市橋醫師說道，「不要用穿刺的方式排除左手肘積水，讓它自然地流掉吧」。當時他推薦給我的，就是漢方藥和「秋葵水」。

聽到秋葵水的方法時，老實說，我在想「這種東西眞的能治好我嗎？」然而，秋葵取得容易，秋葵水的作法似乎也很簡單。我就姑且嘗試了。

實際做了秋葵水飲用後，喝起來帶有輕微秋葵的味道和黏稠感，但不會特別難喝。我想，「這樣的話或許可以繼續下去」。

晚上睡覺前，我會將5根去蒂的秋葵泡入1杯開水，放入冷藏，隔天早上便能立即飲用。浸泡的時間大約是8小時。

製作秋葵水後的秋葵，我幾乎都煮來吃了。有時燉煮，有時切碎拌入醬油和柴魚片，這兩種吃法好像比較常用。

市橋醫師表示，「若可以持續飲用秋葵水，手肘的積水約2–3週後應該就能排出」。果不其然，如醫師所言，**經過3週，左手肘的積水都徹底排乾淨，腫脹也恢復了**。我對此感到震驚。

不過，由於雙手仍有痠麻感，我便繼續飲用秋葵水。結果到了年底左右，手部的痠麻感已減輕不少。雖然並未全部消失，與症狀初期相比，仍明顯地減輕許多。

✿所有的檢查數字都驚人地好轉了！

2019年底，還發生另一件事，讓我認爲「說不定是秋葵水的效果」。

我在4年前，於2016年所做的健康檢查顯示，糖化血色素（HbA1c，過去1－2個月內血糖狀態的數值，正常範圍是4．6－6．2％）爲11．8％，確診爲糖尿病。所幸，接受了內科的藥物治療後，數值下降至正常範圍，便不必再服藥了。

儘管如此，每2個月仍要進行一次血液檢查，結果偶爾會超過正常數值，因此不能大意。2019年2月進行的檢查顯示，空腹的血糖值爲107mg／dℓ，差點要突破正常範圍（低於110mg／dℓ）。自此，因爲有一陣子未接受檢查，難免會不安地想「血糖搞不好又飆高了」。

然而，我在12月時久違地做了檢查，**結果血糖值不但沒有升高，反而降至84mg／dℓ**。

不僅如此。**低密度脂蛋白膽固醇（LDL，俗稱壞膽固醇）也從過去的154mg／dℓ降至113mg／dℓ（正常範圍介於60－139mg／dℓ）；三酸甘油酯從98mg／dℓ降至75mg／dℓ（正常範圍介於30－149mg／dℓ）；以往總是超標的尿酸值，也從7.7mg／dℓ降至6.3mg／dℓ**（男性尿酸值正常範圍介於3.8－7.5mg／dℓ）。偶爾偏高的肝功能指數，也穩定保持在較低的數值。說起來，就算喝酒，隔天也比較不容易宿醉了。

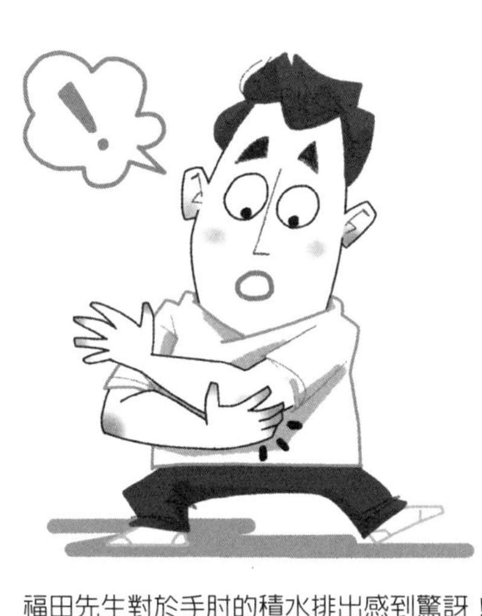

福田先生對於手肘的積水排出感到驚訝！

此外，**患有腎臟疾病的15歲兒子一同飲用秋葵水後，高血壓也降下來了**。在這之前，他做過數次導管（醫療用的管子）手術，最近的病況則非常穩定。

之後，由於沒有做核磁共振檢查，頸部椎間盤突出的情況不得而知。然而，如今我對秋葵水的效果深信不疑，也認爲父子倆今後應該要保持下去，繼續飲用秋葵水。

市橋研一醫師的評論

左手肘積水能夠排出，應該是由於飲用秋葵水後，微循環的流動變得順暢，使得囤積了許多老廢物質的淋巴液得以順利排出體外。微循環流動變得順暢，椎間盤便能獲得足夠的水分供給，椎間盤突出也能因此自癒。我認為痠痲感減輕的原因，也是因為如此。

此外，國外的許多論文報告指出，秋葵所含的成分能減少脂質與緩解氧化壓力。福田先生的生活習慣病症得以改善，想必和秋葵的這些作用有關。

患有腎臟病的兒子，血壓也能夠降下來，真是太好了。全家人一起飲用秋葵水，努力維持健康，真是一件了不起的事。

經驗分享

2 阻塞的冠狀動脈開通！妻子的下肢靜脈曲張也痊癒了！家人和寺廟信衆現在都很愛喝秋葵水

名引文廣（78歲・男性・住持）

✿ 2條冠狀動脈阻塞，並發現自己患有糖尿病

身爲寺廟住持，我的早晨每天都是從3點半開始。2014年的某個早上，我和平常一樣的時間醒來，突然覺得想吐、冒汗與發抖。

妻子帶我前往醫院，接受了使用導管的檢查，其中心臟的3條冠狀動脈，有2條都呈現阻塞的狀態。這是心肌梗塞。我從醫生那裡聽到，「已經太遲了，沒辦法修復」這句話。

從那時起，我持續服用心臟的藥物，並靠著僅存的1條冠狀動脈過活。

此外，當時的檢查，也讓我發現自己患有糖尿病。我的血糖值超過170mg/dℓ（正常數值低於110mg/dℓ），顯示過去1－2個月血糖狀態的糖化血色素（HbA1c）也高達7.8％（正常範圍介於4.6－6.2％）。我也開始服用糖尿病的藥物，但血糖仍未因此下降太多。

出院後，我每天4點半起床，比之前晚了1個小時。即便如此，或許是心臟冠狀動脈阻塞的影響，結束1小時的早課（早晨誦經）後吃完早餐，身體便感到疲倦，若不躺個10－20分鐘休息，就沒辦法好好動作。進入正殿前要淨化身體，因此我從13歲開始每天早上都會沐浴淨身，這項習慣也被醫生勸阻了。

2016年9月，認識的人向我推薦了「秋葵水」。說是將秋葵浸泡在開水裡數小時後飲用，似乎有改善血流的作用。我心想「只要對身體好，任何事都試試看吧」，便立即著手嘗試。

✿做了3個保特瓶的秋葵水，大家一起飲用

在我家，是將全家5人份的秋葵水一次做好。

晚上的時候，將一袋秋葵（8－10根）去蒂，切口朝下，平均放入2個500毫升保特瓶，注入開水後放入冷藏。我在早上一起床、午餐和晚餐前，會分別飲用⅓杯秋葵水，每日共計200毫升。

起初我覺得秋葵水有一點菜味，習慣了以後，我漸漸發覺在餐前飲用秋葵水，「能讓空腹感到輕鬆舒適」。特別是早晨，起床後立即喝下秋葵水，不僅口腔變得清爽，後續的誦經也能愉悅地開始。

留意到秋葵水的效果，大約是在開始飲用後8個月。不知怎麼地，我感覺身體狀況好轉許多。每日結束早課、用完早餐後，身體不再感到疲倦。

並且，我在2017年6月再次接受導管檢查時，也發現**阻塞的兩條冠狀動脈，豈不是恢復從前那般正常流動了嗎！**連醫生也說「你的身體太不可思議了」，驚訝的表情藏都藏不住。

不僅如此，當時檢查的血糖值下降至正常範圍，**糖化血色素（HbA1c）也降低至6.2%**。

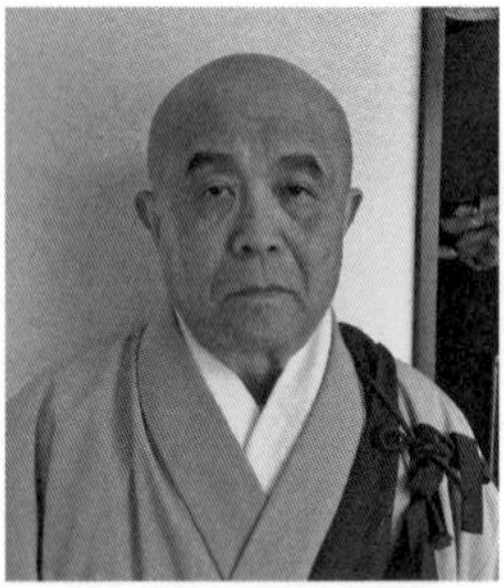

多虧了醫生的許可，我得以恢復早晨的沐浴淨身。不過爲了以防萬一，要避免往心臟潑水，泡入水中的高度也只能到腰部。此外，早上4點半起床後，不用躺下也能順利工作到夜晚。

冠狀動脈開通的名引住持

最近不小心吃太多，糖化血色素（HbA1c）稍微上升至7.2%。即便如此，身體狀況依舊感覺良好，醫生也掛保證表示，我的心臟「若能維持這個狀況，再撐10年也沒問題」。

我所服用的心臟和糖尿病藥物，多的時候高達9種，如今則減爲6種。

順帶一提，跟我一同飲用秋葵水的妻子，也出現了好的徵兆。

妻子從前就爲了下肢靜脈曲張（造成足部血管腫脹及突起的疾病）而煩惱，小腿肚的血管腫脹變得像蚯蚓一樣。最後甚至因爲足部偶發性的疼痛，而預約了手術。

然而，**開始飲用秋葵水的3天後，妻子的小腿腫脹迅速地消失，據她所言，疼痛也都消退了**。最終，便取消了手術。

如今，我每天早上都與前來寺院的信眾們一同飲用秋葵水，我家製作的秋葵水，也增量至3個保特瓶。

味噌湯在寺院一湯一菜的餐食裡是不可欠缺的，在夏天盛產秋葵的時期，製作秋葵水後的秋葵也會加入味噌湯食用。

秋葵水對於我和家人，以及信徒而言，都成了重要的存在。

市橋研一醫師的評論

曾患有心肌梗塞的血管可以恢復到這種程度，是相當珍貴的案例。秋葵水似乎真的具有緩解血管阻塞的效果。

名引先生的糖尿病獲得改善、妻子的下肢靜脈曲張消失，應該皆是由於秋葵水能帶走微血管、小動脈、小靜脈的髒污，使血流變得順暢所致。

每天和家人、信徒一同飲用秋葵水，真是非常棒的事。名引先生讓我再次了解，如何在日常餐桌上用熟悉的蔬菜守護家人健康，並且以蔬菜為中心的一湯一菜簡樸飲食，對身體有多少好處。

經驗分享

3 糖化血色素從11．7％大幅降低至5．4％！膝蓋疼痛減輕後，也能夠輕鬆站立了

三木和代（化名，61歲．女性．主婦）

✿因壓迫性骨折就醫，卻發現患有糖尿病及退化性關節炎

那是2019年8月的事情。為了扶起跌倒的爸爸，卻造成腰部壓迫性骨折的我，來到了由市橋研一醫師擔任院長的市橋診所。當時，候診室的牆上就貼著健康雜誌介紹「秋葵水」的報導。

我看到報導內容寫著「對高血壓、糖尿病、軟骨再生等病症有效」，心想「我也來試試看吧！」

我在10幾歲時，因爲運動而摔斷膝蓋，自此便長年有著膝蓋疼痛的困擾。雖然不至於影響日常生活，但偶爾會產生劇烈疼痛，或是因積水而造成水腫。只是，由於我極力抗拒吃藥，總是會自行設法熬過去。

然而，膝蓋的形狀變得有些奇怪，讓我有點擔心，便利用這個機會請市橋醫師進行診斷。這才發現，我罹患了退化性關節炎，並且軟骨已經被磨損。

同時，我也進行了尿液檢查，發現自己罹患了糖尿病。我的血糖值高達312mg／dℓ（正常數值低於110mg／dℓ），顯示過去1－2個月血糖狀態的糖化血色素（HbA1c），也測出11．7％（正常範圍介於4．6－6．2％）。

市橋醫師要我立即去內科就醫，並且開始服用藥物。同時，我也在市橋診所接受治療，利用輔具將骨折的腰部固定，以及接受飲食療法的指導並加以實踐，以改善糖尿病及膝蓋疼痛。

由於這樣的緣故，我決定嘗試飲用秋葵水。

我將5根秋葵去蒂，放入馬克杯後注入約150毫升的開水，製成秋葵水。傍晚6點左右，準備晚餐時做好，包上保鮮膜放入冷藏一晚。接著在過了12－13小時的隔天早上，起床後立即飲用。

✿糖尿病的數值在短時間內下降，連內科醫師也感到驚訝

每個月我都會到內科進行血液檢查。結果，開始飲用秋葵水1個月後的檢查結果顯示，**空腹血糖值很快地降至120mg／dℓ，糖化血色素（HbA1c）也下降到9．2%。並且，相隔一個月後，數值分別來到98mg／dℓ以及7．2%。如今，飲用了5個月的秋葵水後，目前的數值爲103mg／dℓ與5．4%。**

我沒有向內科醫師提起秋葵水的事情。因此，血糖值和糖化血色素這麼順利地下降至正常範圍，也讓醫師嚇了一大跳。託秋葵水的福，過去服用的兩種藥物，如今也減去了一種。

自從確診爲糖尿病後，有時我會用步行的方式前往市橋診所，出門購物也會繞遠路步行前往，病情改善也是這些運動和飲食療法的功勞吧。

但是，這麼短的時間內就讓糖尿病的數值下降，秋葵水的影響果然很大，我自己是這樣覺得。

除了身體狀況良好，兒子也說「媽媽最近的精神很好呢」。讓兒子說說看原因，他說我好像沒有以前那麼疲憊了。

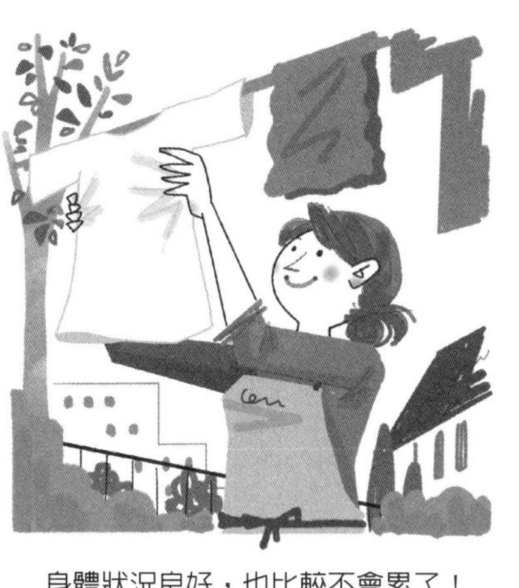

身體狀況良好，也比較不會累了！

膝蓋的部分，雖然踏出步伐時偶爾仍會感到疼痛，但逐漸可以迅速地起身了。聽聞有軟骨再生的案例，讓我對日後的核磁共振檢查充滿期待。

我非常喜歡秋葵水，泡過水的秋葵也會做成料理食用。只是，每天食用的料理方式容易一成不變。這次出版的書，聽說會收錄許多秋葵食譜，令我相當期待。

市橋研一醫師的評論

改善糖尿病，可以說是秋葵水的衆多專業效果之一。秋葵含有水溶性膳食纖維，可以減緩食物消化和吸收速度，防止血糖急劇上升。此外，國外研究論文指出，秋葵的成分與減少脂質、緩解氧化壓力，避免強化胰島素阻抗（導致胰島素荷爾蒙的降血糖效果變差）、改善糖尿病亦有關聯。

改善糖尿病，可以促使全身血液流動，並且預防動脈硬化。請三木小姐往後務必要繼續飲用秋葵水！

經驗分享

4 頸動脈斑塊消失都是秋葵水的功勞！下肢靜脈曲張的突起也變得平滑了

六拝英彥（73歲・男性・無業）

讀了秋葵水的文章而充滿期待

我從6年前，也就是2014年身體開始產生不適的時候，便受到市橋診所的院長──市橋研一醫師的關照了。

醫師將「秋葵水」推薦給我的契機，是由於偶然看到我腿部的靜脈曲張。

小腿靜脈曲張的症狀，從以前就有了。儘管沒有疼痛和水腫的問題，但是突起的血管如瘤一般浮現在皮膚表面，有時會受到旁人提醒，讓我因此感到擔心。

在別間醫院就診時，曾被告知「若狀況變嚴重，就動手術吧」。

有一本由MAKINO出版社發行的雜誌書《喝秋葵水治癒疾病！疼痛消失！》，剛好以秋葵水為主題，我翻閱了一下，看到其中有人分享飲用秋葵水後，「頸動脈（脖子周圍的動脈）的斑塊（血管內壁的脂肪塊）消失了」。

幾年前，我曾到別家醫院進行檢查，發現頸動脈出現斑塊。加上膽固醇指數也很高，如今仍在服用治療動脈硬化的藥物。

因此，抱持著「可能對靜脈曲張和消除斑塊皆有好處」的期待，我決定嘗試飲用秋葵水。開始的時間大約是2017年。

✿檢查後，發現頸動脈的斑塊不見了！

說真的，我討厭秋葵。但是，飲用秋葵水時，沒有令人在意的味道和氣味，我心想這樣應該喝得下去。

我將4－5根秋葵，放入¼杯開水浸泡，靜置半天後再飲用。若使用國外生產的秋葵，我會特別清洗乾淨。此外，夏天製作秋葵水時，會放入冷藏浸泡。若不是炎熱的時期，則置於室溫浸泡。

晚上浸泡的秋葵水在早上飲用，早上浸泡的秋葵水在傍晚飲用，通常是這樣，雖然不是按表操課，但我盡可能每天飲用2次秋葵水。

然而，製作秋葵水後的秋葵，我實在不願意食用。但是直接丟掉也很浪費，我知道秋葵是對身體有益的食材，就趁興致來臨的時候，用料理剪刀剪一剪，加入什錦火鍋食用。

我就這樣持續地飲用秋葵水，到了2018年4月，**我前往專科醫院進行檢查，發現頸動脈的斑塊竟然消失了**。並且，隔年秋天的檢查，也再度確認斑塊不見了。這必定是秋葵水的效果。

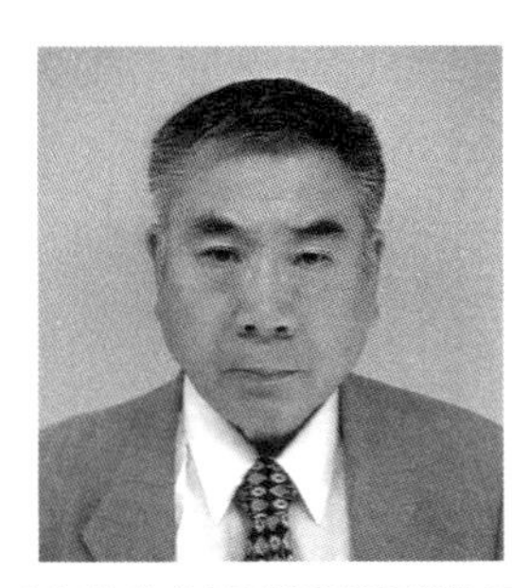
六拝先生的頸動脈斑塊消失了

如今，我還在服用動脈硬化的藥物，但是已自行將藥量減半。

另一方面，**靜脈曲張尚未完全消失。不過，我認爲凹凸不平的血管已經比過去平坦許多**。

我屬於意志薄弱，什麼事都無法持續的類型。然而，基於某種原因，只有秋葵水能讓我堅持到現在。

爲了維持頸動脈斑塊消失的狀態，我想日後也會繼續飲用秋葵水。

市橋研一醫師的評論

至今的臨床經驗，讓我實際地感受到，秋葵水具有能力淨化微循環的血栓阻塞。不僅如此，能夠淨化頸動脈這種大型血管阻塞而產生的斑塊，真是非常厲害。從六拝先生的案例來看，對於秋葵水可能性的期待也愈來愈高。不過，藥物的劑量，請與主治醫師討論比較好。

秋葵水沒有什麼強烈的風味，即便不喜歡秋葵，我想許多人也能夠飲用秋葵水。儘管食用浸泡後的秋葵，能期待更好的健康效果，但最重要的還是要堅持飲用秋葵水。請依照個人喜好且合理的方式繼續維持。

經驗分享

5 秋葵水讓膝關節軟骨再生，免去人工關節置換手術！乳房硬塊消失，先生的大腸激躁症也緩和許多

吉田雅子（化名 45歲・女性・家庭主婦）

✿膝蓋的劇痛讓人脫離不了止痛藥

我患有先天性髖關節脫臼，4歲時左側的髖關節曾進行手術。幸好術後情況良好，可以免去一般認爲「長大後可能必要」的再次手術。

但是，即便只是普通地過日子，因爲某些原因造成髖關節負擔、變天、接近生理期的時候，經常會出現隱隱作痛。多年的時光，都是伴隨著這樣的疼痛度過。

到了35歲左右，或許是過去膝關節都要代替髖關節的生活功能，這次左側的膝蓋開始疼痛。

那種疼痛，就好像有東西用力戳入，若沒有抓住扶手便無法上下樓梯。走路的時候，只要重心放在左邊，膝蓋就會開始痛，做家事也變成一樁苦差事。因爲還要照顧婆婆，我便過著每2－3天吃一次止痛藥的生活。

當我因爲膝蓋疼痛到醫院接受診察，診斷的結果是退化性膝關節炎。當時也做了核磁共振檢查，結果顯示髖關節的狀態持續惡化，軟骨幾乎都被磨光了。

事後，無論前往哪一家骨科診所，得到的回應都只有「來做人工關節置換手術吧」。但是，對於要將手術刀再次放入體內，我總是感到抗拒。我就這樣在是否進行手術的躊躇狀態，繼續忍受膝蓋疼痛的折磨。

先生不忍見到我這個樣子，便找到了由市橋研一醫師擔任院長的市橋診所。市橋醫師的膝關節軟骨再生療法成效卓越，同時也致力於飲食療法等手術外的治療方式。

因此，儘管診所距離我家有點遠，我還是下定決心去看看。這是2019年2月的事情。

✿膝關節軟骨再生，乳房硬塊也消失了

市橋診所採納了我希望儘可能避免手術的期待，提供了復健治療，以及在家中就能進行的運動和飲食療法指導。其中之一就是「秋葵水」。2019年3月，我開始飲用秋葵水。

秋葵水是將4－5根秋葵去蒂，泡在約150毫升的開水中7－8小時。我將秋葵橫放入保存容器，注入開水、蓋上蓋子，放入冷藏保存。就這樣夜晚浸泡的秋葵，於隔天早上取出，並在早餐前喝下秋葵水。

在我的家，先生也會一同飲用秋葵水。先生可以直接飲用，但我擔心秋葵的氣味和黏稠感會難以下嚥，因此會用溫的紅茶或魚腥草茶等稀釋後再喝。我覺得溫的狀態比較容易入口。

由於我非常喜歡秋葵，製作完秋葵水的秋葵會加入味噌湯、蔬菜湯、咖哩或燉菜裡面，或是做成肉卷和蛋料理食用。

開始飲用秋葵水經過8個月後，我感覺到了變化。**將重心放在左側時，那種似乎有東西戳入膝蓋的痛楚，稍微緩和了一些**。

此外，經過一段時間，我發現服用止痛藥的次數也減少了。過去每2－3天就要服用一次止痛藥，如今每星期只需服用1次，在變天或生理期時服用止痛藥就能度過的日子也變多了。

然後，從來到市橋診所接受初診的那日起，一年後的2020年2月，**我再次進行了核磁共振檢查，發現磨損的膝關節軟骨竟然重新長出來了（參照左頁照片）**。連我都能看出來，骨頭與骨頭間，顯示軟骨的間隙是多麼清晰可見。

市橋醫師對我說，「膝蓋的軟骨重新長出來這麼多，對於髖關節也懷抱著希望繼續加油吧」。由於市橋醫師是唯一向我展示手術以外的治療方式之人，我真的非常開心。

此外，秋葵水還有別處令我感到驚訝。

秋葵水使膝蓋軟骨再生！

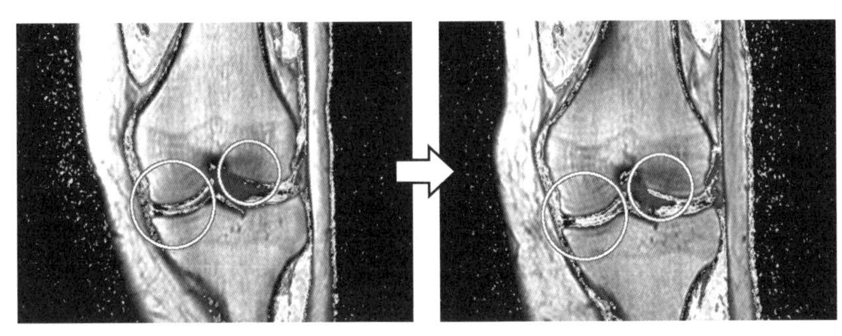

吉田太太膝關節的核磁共振圖像。軟骨成分中的軟骨素硫酸鹽含量增加

大約7年前，我的右側乳房長了一個直徑5公釐的硬塊（腫瘤）。雖然不是惡性腫瘤，每年檢查時卻逐漸變大，到了2018年直徑已經達到2公分。醫生表示若繼續長大就必須切除，於是2019年我忐忑地去做了檢查。

結果，**截至去年還確實存在的硬塊，像騙人一般地消失了**。乳房的門診醫師也搖著頭表示，「這種情況，一般是不會發生的呢」。

當我回到家與先生分享此事，他指出「不是秋葵水的效果嗎？」的確，生活裡與去年唯一的不同之處，就只有秋葵水了。若這是真的，飲用秋葵水讓硬塊在短短2個月內就消失了。

對於一同飲用秋葵水的先生，也展現了極好的效果。

我的先生向來因腸道蠕動遲緩、排便時間長、氣體無法如預期順利排出、腹部鼓脹不適等症狀而苦惱。2013年被診斷爲大腸激躁症。工作時得一天到晚跑廁所，並且一喝酒就會腹瀉。

接著，開始飲用秋葵水後過了大約半年，他每天排便的時間相對提早了。吃完早餐過後約1小時就會產生便意。對先生而言，這麼快就想要去廁所，是至今未曾想過的事。他開心地表示，「每天去廁所的次數也減少了」。

市橋研一醫師的評論

本院結合多種治療方式，成功地讓膝蓋軟骨再生。其中，秋葵水已經成為軟骨再生時改善血流必備的重要治療法之一。膝蓋軟骨的再生，有望對髖關節產生好的效果，所以鍥而不捨地繼續努力吧！

國外的論文，曾針對秋葵抑制乳癌的效果提出報告。吉田太太乳房的腫塊消失，秋葵或許也幫了一把。

此外，吉田先生罹患的大腸激躁症，是由於腸道屏障（腸道上皮細胞的防禦系統）減弱所引起。我推測秋葵水可能具有保護腸道屏障的功能。

經驗分享

6 秋葵水減輕五十肩，勞力工作也能輕鬆勝任！改善膝蓋疼痛、腰痛、便祕，大受身旁人士好評

坂卷光一（79歲．男性．自營業者）

✿令人束手無策的肩痛、手腕疼痛，因秋葵水而消失了

從上班族的職位退休後，如今我在種植各種無農藥的蔬菜，主要販售給附近的居民。夏天的時候，也會種植夏季蔬菜的代表——秋葵。

因為這樣，當我在2018年6月的新聞廣告看到「秋葵水」的雜誌書，與起相當大的興趣，想知道「秋葵水是什麼樣的東西呢？」。當時我立刻購入那本雜誌書。

書中寫到，秋葵水是將秋葵去蒂後泡在水中製成，飲用這個水，可望改善膝蓋疼痛、腰痛、生活習慣病症等。

我的情況是，在得知秋葵水的半年前左右，因農務的重度勞動造成右肩疼痛，讓我十分煩惱。雖然在骨科被診斷爲五十肩，醫師卻沒有特別開立藥物。以至於我束手無策，右肩痛到無法拿重物，也無法做體力工作，一直處在這種狀態。

這時，秋葵水讓我靈光一閃，不僅自己親身力行，還推薦給住在附近的主婦們，一起試試看秋葵水。

我在密閉容器中放入5根去蒂的秋葵，倒入1杯開水，加蓋後放入冷藏。前一晚像這樣準備好，隔天早上只飲用水的部分。傍晚時，將容器內少量殘留的水喝完，並將泡水後的秋葵烹調食用。我經常做成燉煮料理，或是切碎和海帶根拌在一起食用。

我本來就非常喜歡秋葵，對於秋葵水的味道和氣味完全不在意。只不過，從冰箱拿出來的秋葵水是冰涼的，特別是冬天，爲了不造成胃的負擔，我會將秋葵水先含在嘴裡，再慢慢地吞下去。

像這樣飲用了半年的秋葵水，我發現疼痛逐漸消失了。**即使提重物、進行體力工作，也完全沒有違和感**。我心想五十肩應該痊癒了，就在這個時候停止飲用秋葵水。

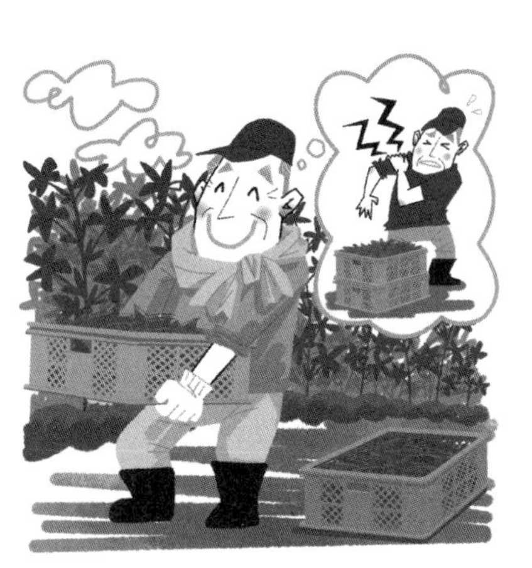
肩膀不痛了，做農務也好輕鬆！

然而，在2019年12月時，這次我的雙手手腕都痛了起來。我前往骨科，醫生說這是老化造成軟骨磨損引起的疼痛。開了痠痛貼布給我，並表示「你只能跟疼痛好好相處了」。

可是，痛到連毛巾都無法擰乾的程度，眞的非常不舒服。我希望能做點什麼，便再次嘗試飲用了秋葵水，開始時是2020年1月底。

然後，**過了1個月，雙手手腕的疼痛改善了9成以上**。我從醫師所言「只能繼續相處下去」的疼痛中解脫，對此我心懷無限感激。

✿附近主婦們的膝蓋疼痛、腰痛、便祕等也獲得改善

一同開始飲用秋葵水的附近鄰居，也傳來許多開心的消息。

一**位和我同樣因五十肩煩惱，還患有腰痛、膝蓋疼痛的60歲女性，在飲用了將近1年的秋葵水後，3處的疼痛都有所改善**。她表示「要做農務都沒有問題了」，對此相當感謝秋葵水。

此外，至今已經聽說有5個案例，**因爲膝蓋疼痛而不良於行，但在飲用秋葵水後，疼痛得到緩解，走路也變輕鬆了**。這些案例，都是60－80歲的女性。

在這片愉悅的聲浪中，最快發揮效果且獲得好評的則是通便。一位因便祕而煩惱的60幾歲女性，在飲用1－2週的秋葵水後，表示排便變順暢了。

另外還有**改善了足部冰冷的70幾歲女性**，**以及進行血流檢測發現足部血流變得順暢的80幾歲女性**。大家都非常開心，有些人在症狀改善後，表示「為了不復發」，要一直繼續飲用秋葵水。

如今，我還從事乾燥蔬菜的製造及販賣，乾燥秋葵也在業務範圍內。在難以取得日本產秋葵的冬季，我的身邊有許多人抗拒食用外國產的秋葵。因此我想，只要將夏季的日本產秋葵乾燥處理，冬天也許就可以拿來利用了。

乾燥秋葵目前仍在實驗階段，但爲了眾人的健康大計，接下來會盡我所能繼續努力。

市橋研一醫師的評論

可以和從事農業的專家產生共鳴，坂卷先生還向附近鄰居推廣秋葵水，我非常開心。

坂卷先生以及周遭許多人體驗到的疼痛改善，都是秋葵水使血流變得順暢所帶來的效果。為了不讓血流惡化，請務必繼續飲用秋葵水。

由於冬天無法收成秋葵，若能利用乾燥秋葵，便可以全年攝取秋葵，這對大家而言是個好消息。然而，乾燥秋葵是否保有我認為是秋葵水有效成份之一的酵素，這點日後還有待驗證。

此外，若溫室栽培可以讓日本在冬季也能生產秋葵，將會是莫大的幫助。請農民朋友務必實際實踐看看。

第5章

秋葵水的問與答！

Q 秋葵水什麼時候喝最有效?

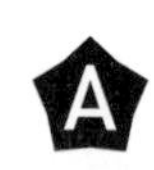

傳授我秋葵水的中國食物養生（利用飲食維持健康的方式）醫師表示，「早上喝比較好」。考慮到秋葵要浸泡在水中8小時以上，若是晚上浸泡，剛好隔天早上起床可以飲用，這個製作方式應該是最容易實踐的。

儘管如此，我認爲**秋葵水也不一定要在早上飲用**。

本院的患者，有些是晚上製作秋葵水隔天早上飲用，也有些是早上製作秋葵水晚上飲用。此外，有人在飯前飲用，也有人在飯後飲用。無論何種方式，效果是一致的。

因此，**飲用時請不要過度在意細節**。如欲減緩血糖上升，可於飯前飲用；如欲防止睡眠時腳抽筋，可於睡前飲用，這樣依目的性調整飲用方式也很好。

由於秋葵水是希望能夠長期持續的健康法，請尋找適合自己的飲用方式！

Q 飲用浸泡超過12小時的秋葵水，也沒關係嗎？

A 將秋葵泡在水中12小時以上，會大量釋出水溶性膳食纖維，水會變得黏稠。如此一來不僅難以飲用，生食在衛生層面也令人擔心。可以的話，**將浸泡12小時以上的秋葵取出，完成的秋葵水於開始浸泡的24小時內飲用完畢**。

Q 過量飲用秋葵水會有問題嗎？

A 基本上秋葵水是每日飲用1次，每次1－2杯。本院也有患者是每日2次，早晚飲用，每次都用新的秋葵製成秋葵水飲用，這樣的作法意外地多。**儘管沒什麼人喝得比這更多，但我想每日飲用3－4杯應該是沒問題的**。

然而，秋葵有促進虛寒、頻尿、軟便等作用。擔心此現象的人，請斟酌自身情況調整飲用量。

Q 減少秋葵用量或是多加一點水，會有問題嗎？

A 若想獲得好的效果，建議依照份量指示飲用。然而，有人只用3根秋葵製作秋葵水，依然得到好的效果。因此，**就算是成份較稀薄的秋葵水，只要每日持續飲用，就沒什麼特別的問題**。

Q 浸泡過的秋葵，可以重複利用製作秋葵水嗎？

A 比方說，**晚上製作的秋葵水在隔天早上飲用，接著再次加水，做成秋葵水於晚上飲用，像這樣在24小時內重複利用便沒關係。**

然而，第二次浸泡時，秋葵釋出的有效成分可能會減少。另一方面，相較於第一次，會釋出更多水溶性膳食纖維，變得更黏稠，根據個人觀感，可能會更難飲用也說不定。

因此，基本上，還是會建議每次使用新鮮的秋葵來製作。

Q 為什麼秋葵水不能加熱或冷凍？

A 秋葵水中含有哪些有效成分，目前尚未明朗。但是，中國食物養生的醫師特別提醒「嚴禁加熱或冷凍」，從這點來看，我推測可能與酵素的作用有關。

酵素的活性在35－45℃最高。在冷凍的狀態下，酵素不會作用。高溫則會使酵素的活性消失。

冰鎮喝比較順口，加上衛生層面的問題，雖然冷藏也可以，但理想的狀態還是盡可能以常溫飲用。

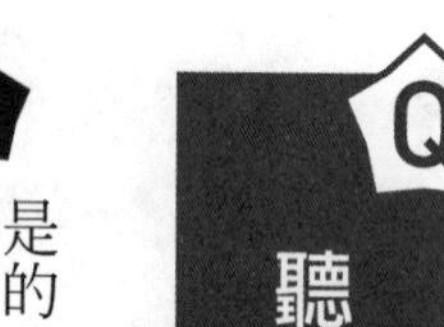

Q 聽說秋葵切除的蒂頭也能製作秋葵水，這是真的嗎？

A

是的，可以製作秋葵水。每天晚上，我都會準備好用蒂頭製作的秋葵水，在半夜抽筋時飲用。製作隔天早上欲飲用的秋葵水時，也會將蒂頭放入其他容器，同時製作秋葵水。

製作方式是**將5根秋葵的蒂頭浸泡於50－100毫升的開水，蓋上蓋子或保鮮膜冷藏**即可。

不可思議的是，用蒂頭製成的秋葵水，即便未浸泡8小時以上，也能充分發揮效果。儘管蒂頭只有泡了1小時左右，半夜腳抽筋時飲用，足部抽筋也能夠快速地平息。

用蒂頭製成的秋葵水，幾乎無味無臭，特徵是比一般秋葵水釋出更多的黏稠成分。先別丟掉蒂頭，將其充分活用吧！

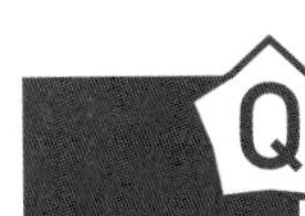

Q 請告訴我其他有效的秋葵水飲用法。

A 改善血流的關鍵，在於防止微血管幽靈化（參照第25頁），以及改善微循環的流動。

大阪大學的微血管研究權威高倉伸幸教授舉例，「**南非國寶茶**」是可以活化微血管內Tie2物質，並強化微血管細胞的食品之一。

因此，我認爲將秋葵浸泡在南非國寶茶裡飲用，應該會是有效的方式。製作方法是將浸泡秋葵的水，替換成冷卻至常溫的南非國寶茶即可。這麼做的好處在於，南非國寶茶的風味能使人忽略菜味，讓秋葵水更容易飲用。

秋葵水的味道讓我難以下嚥。有什麼好方法嗎？

A

難以接受直接飲用秋葵水的人，可以加點東西調味再喝。**我會推薦黑醋或是前面提到的南非國寶茶。此外，還可以加入高湯、楓糖漿、寡糖、羅漢果萃取物、檸檬、柚子等。**

許多飲用秋葵水的人表示，從冰箱取出後以冰鎮的狀態立即飲用是最容易的。若不想喝冰的，可以加溫水飲用。

不過，加熱或加熱水，很可能使酵素失去活性，因此是嚴格禁止的。若想飲用溫的秋葵水，接近人體皮膚的溫度就可以了。

然而，含有砂糖、咖啡因、乳製品的飲料，會導致交感神經興奮、血流不順暢，應避免一同飲用。

此外，從我納入飲食療法的「八體質醫學」來看，有些人的體質不適合蜂蜜或蘋果醋，因此我比較不推薦。

Q 製作秋葵水時，將秋葵切碎再泡入水中也可以嗎？

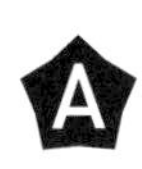

根據我的推測，秋葵可能和洋蔥一樣，含有具揮發性（從液體變成氣體的性質）的成分，這些成分溶入水中會產生各種效果。因此，將秋葵切碎，可能會使揮發性成分散失。

另外，將秋葵切碎泡入水中，會釋出大量水溶性膳食纖維，使水變得黏稠。加上秋葵籽也會跑出來，如此一來，很多人會覺得難以下嚥吧！

當然，無論是膳食纖維或秋葵籽，都有其各自的功能，因此製作完秋葵水的秋葵，我也建議做成料理食用。

所以說，**將秋葵去蒂泡入水中，加上蓋子防止揮發性成分散失，我認爲這些都是讓秋葵水美味又有效的要點。**

使用外國產的秋葵也沒問題嗎？

A 菲律賓等亞熱帶地區的秋葵是多年生植物，一年當中可以採收數次。另一方面，日本產的秋葵是一年生植物，過了夏天的盛產期便無法再採收。

照理來說，當季食材應該在盛產的時候食用。但是，考量到秋葵水的健康效果，我認為即便是使用外國產的秋葵，能夠持續飲用秋葵水，也會比時令來得重要。

然而，栽種秋葵必定會使用農藥，因此**使用外國產的秋葵，務必要仔細清洗乾淨。若擔心農藥問題，便在去除蒂頭前，將秋葵浸泡30分鐘後再使用。**

若仍然很擔心農藥問題，我建議夏天的時候，可以在家中自行栽種秋葵。使用花盆就可以簡單地栽種出未使用農藥的秋葵了。比起在超市購買秋葵，這種方法對錢包更為體貼。

芹菜水的作法

1. 準備5片芹菜葉，仔細清洗乾淨。
2. 將步驟1放入杯中，注入100-180毫升開水，蓋過芹菜葉的程度。
3. 用蓋子或保鮮膜蓋上，放入冷藏8-12小時即可完成。將芹菜葉取出飲用。

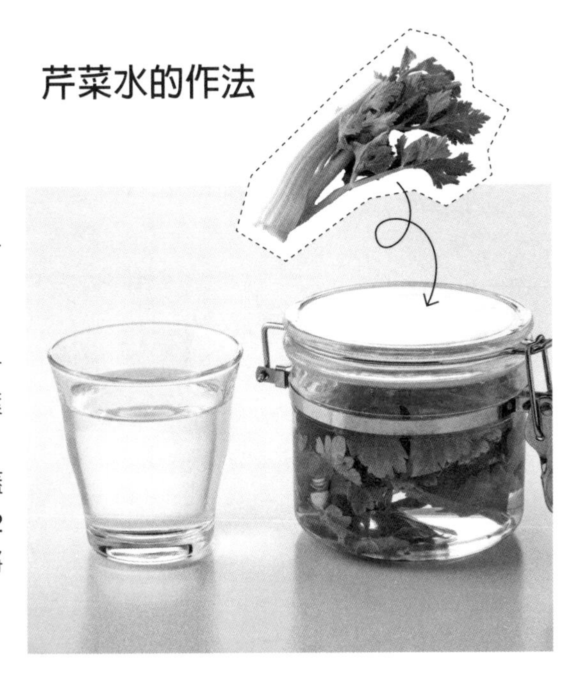

對於不願意使用外國產秋葵的人，還有一個提案，我建議在冬天用**「芹菜水」**（參照上圖）作爲取代秋葵水的飲品。

芹菜水和秋葵水一樣，也是中國食物養生醫師告訴我的食譜之一。**飲用方式和秋葵水相同，也能夠期待發揮同樣的效果**。

儘管病例數仍然很少，我們目前也讓診所的患者進行嘗試。很快地，已經有人表示飲用芹菜水後血壓就下降了。

結語

人類在至今的歷史中，歷經過與飢餓和傳染病的搏鬥，開發了新的藥物，爲了維持健康而努力著。

然而，隨著藥物治療成爲主流，龐大的醫藥費如今也變成問題，接下來我輩應該努力的課題，就是**「預防醫學」**。讓社會轉型爲「不必依賴藥物的社會」、「透過預防，能夠維持健康狀態的社會」，這樣的努力已經開始了。

其中的關鍵字就是「Food Medicine」，也就是「食物養生」。不必仰賴藥物，透過飲食維持健康是極重要的思維。

近年來，人們越來越清楚，改善腸道環境、預防微血管幽靈化即爲健康的關鍵。接下來的時代，選擇能夠活化腸道益菌、不會使血管幽靈化的食物，預防疾病，應該會是保持健康的秘訣吧！

透過天然食材而非藥物的力量，可以安全且輕鬆地預防疾病。不僅是生活習慣病症，針對心血管疾病、癌症、失智症等重大疾病，也蘊含著預防的潛力。

「秋葵水」簡直是食物養生的王牌。

秋葵相對便宜，任何人都能輕易取得，是非常平易近人的蔬菜。

只要將秋葵泡水後飲用，實際感受到血壓下降、排便順暢、水腫消退等明顯改變，就能體認到食物對身體的影響吧！對於其他食品的意識也要改變。作爲開啓食物養生的入口，我認爲秋葵水還是最合適的。

還有一點，就秋葵的本質而言，可說是和時代潮流相符的食材。

從漢方的觀點來看，秋葵具有「辛、涼」等性質。「辛」會作用於肺部，「涼」有降溫的意思，因此秋葵具有使肺部降溫的性質。

從主要栽種於亞熱帶地區的現象可以得知，秋葵在炎熱環境中擔任使身體冷卻的角色。因此，秋葵在日本原先是只有夏天的炎熱時期才應該食用的蔬菜。

不過，現代的日本人飲食生活歐美化，在寒冷時期也有將熱氣悶在身體裡的傾向。正因如此，能使身體冷卻的秋葵，應該能善加發揮作用。秋葵屬於「涼」而非「寒」的特性，對於日本人而言，應該是恰到好處地降溫吧！

對於現代的日本人來說，全年持續攝取秋葵水，是一種很好的食物養生法吧！

此外，實踐食物養生重要的是，瞭解食物是否適合自己的體質。我是根據向韓國醫師所學的「八體質醫學」進行判斷。

無論食材的健康效果是多麼優秀，攝取與自己體質不合的食物只會帶來反效果。

即便考慮到這一點，**很少有日本人的體質與秋葵不合。幾乎可以安心地推薦給所有人。**除了因人而異多少會出現虛寒、軟便等狀況，秋葵水沒有其他重大的副作用。從小孩到老年人都能攝取，從根本支撐著健康的就是秋葵了。

最近，動脈硬化也蔓延到青少年族群。因此，年輕世代也務必要飲用秋葵水。

首先，請嘗試飲用秋葵水兩個星期。你一定會發現秋葵蘊藏的力量。預防醫學是打造下一代健康的關鍵，作爲其中的一環，我可以有信心地推薦秋葵水。

誠心地感謝您閱讀到最後。

2020年 小夏

市橋研一

秋葵水奇效養生法

改善血流微循環，對抗糖尿病、高血壓、動脈硬化、血脂異常、背痛、膝蓋與關節疼痛、下肢靜脈曲張、暈眩、異位性皮膚炎、腸胃不適的天然飲食療法

オクラ水で血流がよくなる！痛みが消える！

作　　者／市橋研一
譯　　者／楊玓縈
責任編輯／趙芷渟、尤嘉莉
封面設計／林家琪

發 行 人／許彩雪
總 編 輯／林志恆
行銷企畫／徐緯程
出 版 者／常常生活文創股份有限公司
地　　址／106 台北市大安區信義路二段 130 號

讀者服務專線／(02) 2325-2332
讀者服務傳真／(02) 2325-2252
讀者服務信箱／goodfood@taster.com.tw
讀者服務專頁／http://www.goodfoodlife.com.tw/

法律顧問／浩宇法律事務所
總 經 銷／大和圖書有限公司
電　　話／(02) 8990-2588
傳　　真／(02) 2290-1628

製版印刷／龍岡數位文化股份有限公司
初版一刷／2021 年 06 月
定　　價／新台幣 360 元
ISBN ／978-986-06452-1-7

FB ｜常常好食　網站｜食醫行市集

著作權所有・翻印必究（缺頁或破損請寄回更換）

Printed In Taiwan

Original Japanese title: OKURASUI DE KETSURYU GA YOKUNARU! ITAMI GA KIERU!
Copyright © 2020 Kenichi Ichihashi
Original Japanese edition published by Makino Publishing Co.,LTD.
Traditional Chinese translation rights arranged with Makino Publishing Co.,LTD.
through The English Agency (Japan) Ltd. and jia-xi books co., ltd.

國家圖書館出版品預行編目 (CIP) 資料

秋葵水奇效養生法：改善血流微循環，對抗糖尿病、高血壓、動脈硬化、血脂異常、背痛、膝蓋與關節疼痛、下肢靜脈曲張、暈眩、異位性皮膚炎、腸胃不適的天然飲食療法 / 市橋研一著 ; 楊玓縈譯 . -- 初版 . -- 臺北市 : 常常生活文創股份有限公司 , 2021.06
面；　公分
譯自：オクラ水で血流がよくなる！痛みが消える！
ISBN 978-986-06452-1-7 (平裝)
1. 食療　2. 食譜　3. 果菜汁
418.915　　110008733